学術選書 034

脳科学のテーブル

外山敬介・甘利俊一・篠本滋 編

日本神経回路学会 監修

KYOTO UNIVERSITY PRESS

京都大学学術出版会

はじめに——爆発的進展のさなかに研究の流れを見極める

最近は脳科学の話題があがることが多いので、脳の働きについてはこれまでどのようなことがわかっていて、今はどんなことが研究されているのか、ということを知りたいという人も多いでしょう。そのためには、現在研究者たちが取り組んでいることだけを話しても、その意味や面白さを掴んでもらうのは難しいと思います。むしろ歴史を紐解き、時代を画する重要な研究がいかにして生まれたかを振り返るのが一番良い方法です。

脳神経科学は、近年すさまじいほどの進展をみせています。そうしたいわば「爆発の時代」の渦中にいる研究者たちも、ややもすると目先の出来事に目を奪われて、研究の流れがどこに向かっていこうとしているのかを見失いがちです。自分たちの研究の方向性を見据えるためにも、目先の流れに左右されない大局観がほしいものですが、そのためにもこれまでの発展の歴史を見つめ直すことが必要です。

そもそも研究とはどんなものか？　研究者どうしの交友や競争の中で、どのように今日のパラダイム（研究の枠組）が成り立ってきたのか？　成功する、あるいは失敗する研究とは何か？　こういうことを考えたいと思い、脳科学研究の最先端で活躍している研究者達が研究を熱く語りあう2つの対談を企画しました。研究者達の真摯な研究心、緻密な議論、奔放な会話を楽しみながら、脳科学はどこから来たか、そしてどこへ行くのかを、読み取って頂ければ幸いです。

本書の内容と構成

第1部の対談「神経科学と理論研究の交流から生まれたもの」では。脳神経科学研究の歴史と現状を展望し、理論研究が神経科学に与えたインパクト、今後の可能性について議論しています。神経生理学研究を第一線で推進してこられた外山敬介氏（京都府立医科大学名誉教授）を囲んで、櫻井芳雄氏（京都大学文学研究科）、金子武嗣氏（京都大学医学研究科）、川人光男氏（ATR脳情報研究所）、篠本滋（京都大学理学研究科）が、実験心理学、神経解剖学、理論神経科学の視点を加えて議論しました。この「外山対談」は平成17年11月8日、京都大学時計台記念館会議室にて行われ、その一部は『神経回路学会誌』13（2006）53–74に掲載されています。

第2部「ニューロコンピューティング研究から生まれたもの」では、ニューラルネットワーク理論研究の歴史と現状を見渡し、その将来について議論しました。この対談では、理論研究を第一線でリードして来られた甘利俊一氏（東京大学名誉教授・理化学研究所脳科学総合研究センター長）を囲んで、仁木和久氏（産業技術総合研究所）、麻生英樹氏（産業技術総合研究所）、岡田真人氏（東京大学新領域創成科学）、篠本　滋（京都大学理学研究科）が語り合いました。この「甘利対談」は平成16年7月9日、機械振興会館で行われ、その一部が、『電子情報通信学会』誌 88（2005）222–233に掲載されています。

＊

これら二つの対談は、それぞれ神経科学とニューラルネットワーク理論の歴史に焦点を絞り、互いに補い合いながら、神経科学を実験と理論の複眼で捉えた貴重な「兄弟姉妹編」記録となっています。各学会誌に掲載した対談抜粋は大変貴重な記録となっていますが、その元となる議事録にはしかし、それらの抜粋では伝えることができない、楽しい会話が生き生きと記されています。本書ではこの両対談のほぼ全体を掲載することにいたしました。両学会には掲載の許可をいただいたことを感謝致します。さらに、神経回路学会からは出版に対する補助をいただきました。

読者の中には、ここで語られる事柄、特に研究の歴史に関わる部分に不案内な方もおられるでしょう。そこで、第1部と第2部のあいだには、双方の理解を助ける目的で、「幕間の解説」と題して現代の理論神経科学の歴史を要約した解説を入れました。

会話の中で飛び交う専門的用語の意味について理解することは、脳科学のトレーニングを受けた大学院生以上の読者でないと難しいでしょう。特に第2部は、扱われる用語も多く、専門家でないと親しみ難いと感じられるかも知れません。ただ、議論や会話の文脈を大局的に理解するだけなら、そうした用語を正確に知ることは、必ずしも必要ではありません。とはいえ、研究上のキーワードとなる言葉について知ることは、この分野を総合的に理解する上で大事なことです。そうした事柄については、各所で解説をつけているので、参考にして頂ければ幸いです。

本書のタイトル「脳科学のテーブル」は、妻と雑談していたおりに出てきた案です。この「テーブル」にはもちろん「机」という意味が込められており、日本の脳科学の発展をリードしてきた二人の巨人を囲みながら、研究者が座卓を囲んで談笑している雰囲気を伝えています。もう一つ、英語のtableには図表の「表」という意味があります。本書を読むと、ちょうど「年表(chronological table)」を見るように、世界と日本の脳科学の歴史と到達点が理解できるようになっていますが、「脳科学のテーブル」という言葉で、脳科学の歴史年表、という意味も表すことが出来ており、なかなか良いタイトルのような気がします。この命名に関しては妻の篠本さやかに感謝したいと思います。

京都大学　理学研究科　　篠本　滋

脳科学のテーブル◉目　次

脳科学のテーブル

第1部

神経科学と理論研究のインタラクションは何を生んだか

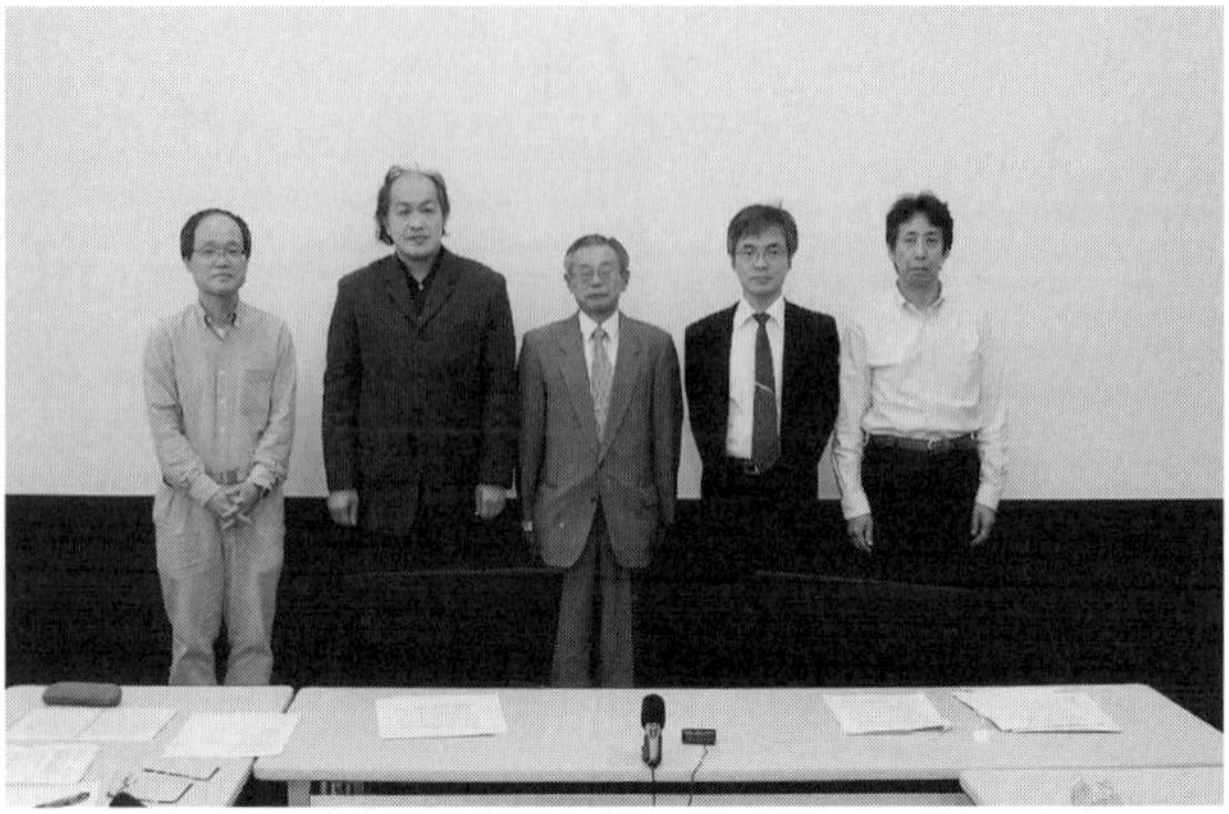

外山敬介　京都府立医科大学名誉教授

川人光男　ATR 脳情報研究所

櫻井芳雄　京都大学大学院文学研究科

金子武嗣　京都大学大学院医学研究科

篠本　滋　京都大学大学院理学研究科

1 神経科学との出会い——なぜ、数理であり、物理であり心理であるのか

◆研究への出会い

【篠本】神経科学の歴史と現在を、理論研究との関わりに焦点を当てて議論しよう、というのがこの座談会の目的です。言うまでもなく、神経科学というのは大変広がりのある科学で、それを一人の人間が総括するとなると、不備や偏りが避けられません。この座談会に、神経生理学の外山敬介先生、計算論的神経科学の川人光男先生、神経解剖学の金子武嗣先生、心理学から櫻井芳雄先生という、幅広い分野の、しかもアクの強い研究者にお集まり頂いたのは、そういった理由からです。

のっけから私事で恐縮ですが、私自身は物理学の出身ですが、20年ほど前に甘利俊一先生の影響を受けて、ニューラルネットワーク研究を始めました。その頃から神経生理学者との交流も始まったわけですが、以後20年間、理論をやりながら神経生理学研究を横目に見てきますと、その進歩のすさまじさを、特に最近強く実感させられます。その歴史をひもとき、その始まりから現在への発展、そして現状がどうなっているかということを勉強したいと私自身が強く感じるわけですが、そうした個人的な関心を超えて、神経科学の進展の全貌をこのあたりで整理しておくことが、これからの研究の方

向付けにとって大変重要だと思っています。

中でもこの座談会では、特に理論研究が現代神経科学にどう関わってきたかというところに焦点を当ててみたいと思います。これまでに理論が神経科学にどういうインパクトを与えてきたかを知るというのももちろんですが、今後、理論が神経科学にどのように寄与することができるか、また、神経科学を理論研究のビジネスとしてどう役立てることができるか。そういった今後の展望について、語っていただきたいと思います。

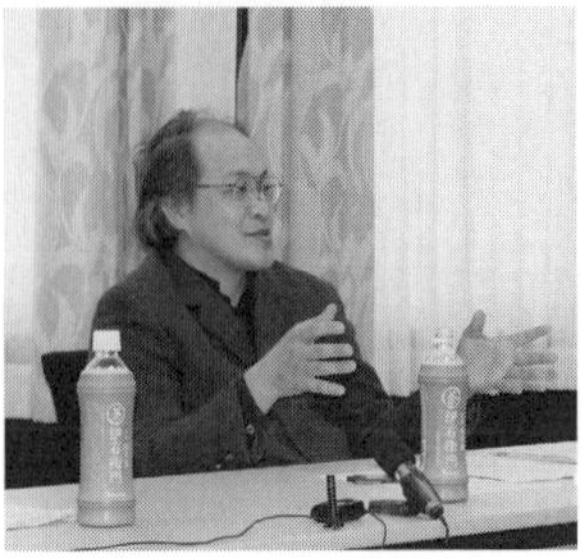
金子武嗣

【金子】私は、医学部の高次脳形態学分野の担当、要するに脳の解剖学を専門にしているわけですが、実は、大学に入るまでは数学少年でした。それが、「数学をあきらめた青年」になって医学部に入学したという訳です。そんなわけですから、在学中には、理学部の数学科の連中とセミナーをやったりして、数理的な事柄には関心を持ち続けていました。一方で、「心の問題」の重要性に気づき、面白く感じだしていたので、卒業時は臨床に進んで3年間神経内科で研修を積みました。その後大学に戻って研究をしようかと思ったときに――僕はそういう人生の岐路に立ったときには理屈より感覚で物事を決める人間でして――「学生時代からその人となりを見知っていた水野先生の許だったら楽そうだな」くらいの気持ちで、神経解剖学の水野昇先生の門を叩きました。以来この分野で仕事をしていますが、バックグラウンドにはやはり数学っぽいところがあって、理論的な事柄には大変興味を持っています。その点、他の神経解剖学者とは異なるところもあろうかと思います。

【櫻井】私は文学部の出身で、今も文学部の心理学研究室におりますが、学部の頃はまず臨床心理学を志しました。エリクソン（Erik Homburger Erikson）の「青年期のアイデンティティ・クライシス」や、ロジャーズ（Carl Rogers）の「クライアント中心療法」等にずいぶん心を動かされましたが、だんだん人間相手はしんどそうで責任も重いと感じるようになって、気楽で楽しい実験の方に関心が傾いてゆきました。本格的に脳をやろうと思ったのは大学院博士課程の2年目です。その頃京大の心理におられた平野俊二先生が、科研費特定研究（脳の動的神経機構　代表：伊藤正男先生）の班員になり、一緒に実験をしないかと誘ってくれたのが、脳の実験を始めるきっかけでした。当時も今も、名もない研究室で1人細々と実験を続けているという有様で、ラボセミナー等も全然やっていないだけに、ふだん誰かとディスカッションすることもほとんどありません。ですから、座談会には非常にふさわしくないと思うのですが（笑）、篠本さんから「座っているだけでいいから来い」と言われましたので、ここで勉強させていただこうと思います。

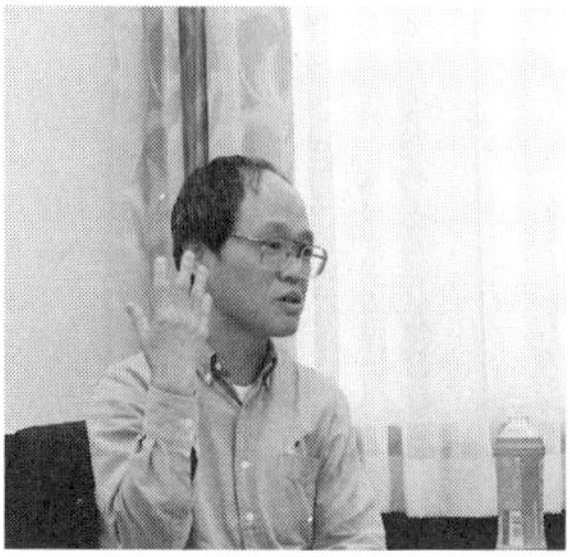
櫻井芳雄

【川人】金子さんから理論という話が出ましたが、私自身、自分は神経科学の世界でずっと理論的なことをやっていたつもりで、じゃあ、その理論がどういう役割を果たしてきたか、総括するのは大変良いことだと思っています。私自身は、学部は理学部で物理を学んでいたのですが、どうも物理の授業は面白くない。劣等生だったからというのももちろんあると思うのですが、何かピンと来ない。そのうち脳とか心とかに関心を持つようになったのですが、当時東大工学部の数理工学科を主宰しておられた南雲仁一先生の授業とか、久保亮吾先生の統計物理のセミナーは取りました。しかしそれでもあまりピンと来なくて、何か探さないといけないなと思っていたときに塚原仲晃先生と鈴木良次先生の両方がおられる阪大の生物工学科というのが、理論と実験の両方ができそうだというので、阪大の大学院を受けました。

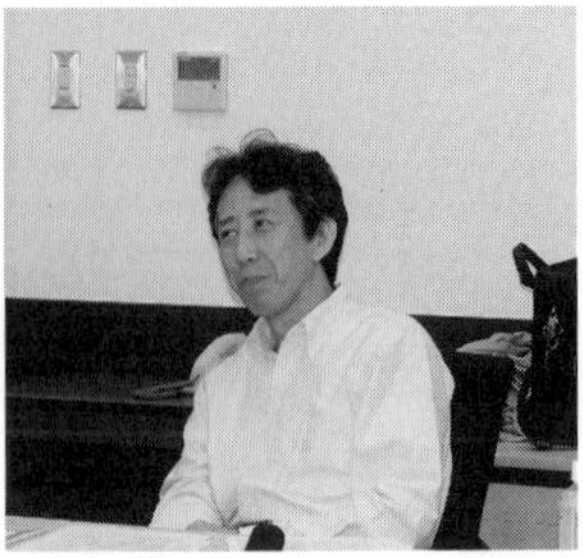
川人光男

当時、伊藤正男先生の『ニューロンの生理学』が大学院受験用の教科書だったのでこれを一生懸命読んだのが非常に印象深くて、潜在意識に入っています。後に自分で考えたと思っていたことでも、『ニューロンの生理学』を読むと、そこで伊藤先生が概念を書いている。それを私自身が自分が思いついたように誤解していたのですね。怖いものです。ドクターを取った後は、塚原先生の研究室で４年間助手をし、塚原先生が１９８５年の日航機事故で亡くなられる直前の７月に、鈴木良次先生の研究室に戻ったのです。その後、阪大に２年間程いてＡＴＲに移って20年、神経科学の理論という意味では、ずっと色々なことをやってきました。おそらくこの座談会でもマー（David Marr）の話が中心になると思いますが、彼の一番有名な理論の対象である小脳に関しては、私自身ずっと仕事をしているので色々思い入れがあります。

◆エクルスやマーと出会う

【外山】私は昭和10年（1935）生まれだから戦中派です。いわゆる電気少年で、子どもの頃は、小遣いのほとんどを電気機器の組立とかに使いました。戦後に米軍の放出品などを集めてオシロスコープを作り、オシロスコープは動的なものが観察できるので非常に面白く、それが脳に興味を持った基本的なトリガーになったのだと思います。

けれども、親父が開業医で、どうしても医者になってほしいという。それで、名古屋大学の医学部で学んだのですが、やはり脳が一番面白い。最初に読んだ本がパブロフの直弟子で慶応大学で生理学を講じておられた林髞先生訳の『条件反射学』でした。古色蒼然たる文章ですが、林先生は木々高太郎という名で推理小説も書き、推理小説家としても結構売れていたのです。それで、『条件反射学』は推理小説風に訳してあります。

先ず実験観察があり、次に全ての可能な説明を考え、実験によりその可能性を一つ一つ消して、一つに絞る、探偵が証拠をたどり犯人を突き止めるのと同じ手法で書いてある。私は、これが論文の基本的な書き方だと今でも思っていて、論文は探偵小説のように書きなさいといつも若い人に言っていますが、観察の部分を読んで、次はこれをどう推理を進めるのかなというのを考え、推理小説を読むのと全く同じように自分で実験、結論を予想する。しかしたいていの場合は、考えも及ばないような解釈が示される。こんな読み方で1年間楽しみました。この本が脳研究に入る直接の動機になったのです。

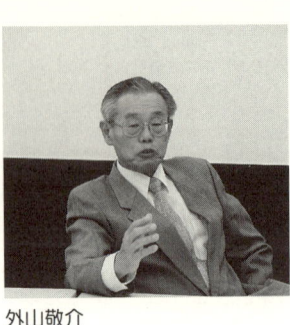

外山敬介

その後、フロイトの『精神分析』なども読みましたが、フロイトはやはり少々独断的で、科学的な客観性に欠ける面がある。医学を学ぶ中で神経学にも興味を持ちましたが、患者を診て、反射や症状から理路整然とした診断を下すのだけれども、後で病理解剖をすると、的中率は30パーセント程度。これではやはりだめだと思った。それにもう一つの問題は、神経病は治るものが少ない（笑）。診断ができても、治せなくては意味が無いと考えて、基礎的な脳研究をすることにして親父を説得し、生理学教室に入ったんです。

この頃にはフルトンの教科書は読んでいましたが、実験観察は精密だが、記述的で脳の働きを理解させる説明性に乏しく、これではだめだと思いました。丁度そのときウィナーが日本に来て講演をした。ウィナーのサイバネティックスに非常に感心し、こういう手法で脳を研究すべきだと思い、生理学は情報理論や制御理論を導入して研究すべきだと生理学教室で一席ぶったのです。そうしたら先生がびっくりして「こんな男はとても面倒見きれない」。ちょうど伊藤正男先生が当時エクルス（John Carew Eccles）の教室に留学していて、自分はこれから東大に帰るからそこに送れ、ということになって、東大に行き、そこから私の脳研究が始まったのです。最初は色々反抗しましたが、伊藤先生は神様だということが分って（笑）、今に至っているわけです。

伊藤先生のところに行ったのは1962年でしたが、最初の1年は、大変でした。エクルスのところにはクームスという電気テクニシャンがいて、実験装置を全部手製で作った。その頃は電子機器は全て真空管で作っていたのですが、その配線図を伊藤先生が全部持ってきて、私に作れと言うのです。ひどいもので、配線図はくれるのですが、装置が出来る前にパネルの目盛りを作ってしまう。目盛りが先にあって、装置の機能をそれに合わせるのは大変ですよ（笑）。しかも、その頃、伊藤先生もお金が全くなくて新しい部品を買う余裕がない。古い装置から部品を取って作るのですが、装置が出来た頃には、抵抗とかコンデンサーがパンクしてしまう。1年頑張ってやっとクームスが作ったのと同じような装置が出来、それで実験したんです。

【篠本】この頃の実験の対象は？

【外山】それが、神様といえども、やはりエクルスの研究から抜け出せなかったのですね。僕と一緒にやった実験は失敗で論文は出ていないんですよ（笑）。今から考えるととんでもない実験で、伊藤先生はエクルスの研究室でＩＰＳＰ（Inhibitory Post Synaptic Potential：抑制性シナプス後電位）の研究をしていたのですが、ＩＰＳＰのチャンネルはＫ（カリウム：ポタシウム）とCl（塩素）と両方を通すとする研究をして帰ってきた。これは電極からＫを注入してその後のＩＰＳＰの平衡電位の変化からＫ、Clの動きを推定した、間接的な研究でした。これを血液のClを抜いてＫが通ることを直接的に証明する実験をしようとした。だから、血液中のClを全部抜こうというとんでもない還流実験をやって、失敗したのです。

だけど、失敗には結構意味があって。私もそういうことには気を使うんだけれども、失敗しているときというのは、一緒にやっている仲間の士気を上げなくてはいけないですよね。そんなとき、色々な昔話をするのだけれども、この頃のことを話すのは、結構、面白いんですよ（笑）。そんな意味も今ではあります。

それにしても伊藤先生も1年間やって何も出てこないんで、方向転換を考えた。そこで、塚原さんと吉田充男さんが登場する。吉田さんは東大の精神科にいたのですが、伊藤先生のところに、細胞内記録の研究がしたいということで来ていた。吉田さんが「先生、脊髄なんかもう古い、もっと中枢の脳をやりましょうよ」と言うので、それじゃあ考えるかということになった。

ここからが伊藤先生の偉いところで、ダイテルス核と赤核に狙いをつけたのですね。その理由は単純で、中枢の細胞で一番大きく、微小電極が刺さりそうだということなんですが、吉田さんと伊藤先生が組んで、ダイテルス核をやるから、塚原さんと私で赤核をやりなさいということになった。

その後2年は、ウサギが駆けるかの如く研究が進んで、小脳のプルキンエ細胞が抑制ニューロンでダイテルス核を抑制している、とか、赤核は中位核を介して間接的な抑制（脱促通）を受けるといった研究成果が次々と出た。1965年の国際生理学会で、伊藤先生以下我々がサテライトシンポジウムでそれを発表したのです。これは今でも記憶に鮮明に残っていますが、素晴らしい場で、2年間でここまで進んだのか！とエクルスを初めとする欧米の研究者がびっくり仰天した。この頃の成果が、1967年になって、エクルス、伊藤、センタゴタイの小脳の本『*The Cerebellum as a Neuronal Machine*』として世に出たわけです。

大学院卒業後は、NHK放送科学基礎研究所の研究員になり、「NHKへ行ったからには視覚をやれ」ということになりました。ヒューベルとウィーゼル（Hubel and Wiesel）の論文（1962年）が出ていたので、単純型、複雑型細胞の神経回路を細胞内記録法で調べ、層状構造の神経回路を見つけたわけです。その後、エクルスのところへ行って、小脳の研究をしたのですが、そのときにマーが研究室に来たのです。

【篠本】マーの小脳の理論が出たときですか。

【外山】マーの論文を見て衝撃を受けましたが、これはまた後で話したいと思います。エクルスもすぐその論文が偉大であるということに気がついて、共同研究をしようということで研究室に呼んだのです。ブリス、ロモーの長期増強の研究もほぼ同時期（1973年）なので、長期増強という現象があるということは分かっていました。それで平行繊維－登上繊維の組み合わせ刺激で長期増強が起こることを証明する実験をしたのです。3か月やったのですが失敗に終わりました。その失敗もまたよくて、その間3か月僕はマーと色々話をする機会があり、色々勉強し、感銘を受けました。

1970年にNHK放送科学基礎研究所に帰って単純型細胞、複雑型細胞の神経回路を決める実験を始めた。これを細胞内記録でやるというのは色々限界もあるので相関解析というのを考えたのです。そのときパーケルの論文が出た。その論文を見て「これだ」と思った。これで調べたら単純型と複雑型細胞の神経回路が決まるのではないかと。

それで、研究室長の渡辺叡さんに頼み込んで、当時のお金で2千万円（この当時の国立大学の教授の月給は十数万円程度）という大金をNHKに出してもらって相関解析専用のコンピュータを作ったのです。相関解析が一般的になったのはそれから20年後ですよ。その後東大に移り、それで木村実、田中啓治さんなどと相関解析の研究ができた。1981年に京都府立医大に移り、小松由紀夫さんと一緒に研究をして、可塑性の研究にスライス標本を使ってみようということになった。で小松君に金沢大学の山本長三郎さんところにスライスの勉強に行ってもらって、スライスの研究を始めた。それが、可塑性の研究に入ったきっかけです。その後山本亘彦君とカルチャーの研究を始め、色々手を広げたのですが、府立医大での最後の3年は、脳磁図の研究をしました。島津製作所が脳磁図計を作り、府立医大に寄付をしたいと言ってきたので、それで島津と共同で脳磁図の研究を始めた。その後、科技庁の目標達成型研究で、川人さんのプロジェクトから資金援助を得て、今の島津の脳磁図計が出来たわけです。

最後にはそれが今の佐藤雅昭さんとの脳磁図の逆問題解法の研究に繋がった。佐藤さんはこの研究でATR、神経回路学会の賞ももらわれたのですが、本当にいい研究だと思います。ただまだ理論にとどまっているので、あれを是非実用化して本当に脳研究に役立てたい。その手助けでフィニッシュをしたいと今思っているわけです。

2 前電気生理学の時代から電気生理学の時代へ

【篠本】外山先生の経歴は、そのまま戦後日本の神経科学の歴史となるわけですが、それについては後にあらためて議論していただくとして、まずは少々時代を遡った「神経科学の歴史」を振り返ってみたいと思います。

外山先生は神経科学の歴史を大きく三つの時代に分けて「前電気生理学の時代」、「電気生理学の時代」そして「神経科学の時代」と名付けておられますが、私を含め理論系の者の多くは、実は神経科学の歴史をよく知らない。そこで、神経科学は一体どういうことから始まったのか、というあたりから振り返っていただきたいと思います。

「前電気生理学の時代」の代表的な人物として外山先生が挙げておられるのは、ガルバーニ（Luigi Galvani）、それからヘルムホルツ（Hermann von Helmholtz）、ヘリング（Ewald Hering）ですね。ヘルムホルツなどは物理学者でもあり、物理学にとっても大変存在感が大きい人なのですが。

◆哲学者も生理学を論じていた

【外山】「前電気生理学」というのは、要するに専業的な生理学者がいなかった時代です。哲学者も結構そうした関心を持っていた。例えばデカルトの視覚モデルというのもあるし、それからカントの色覚の研究もある。ゲーテとニュートンの論争なんていうのもあって、哲学者が脳に興味を持つのは当たり前だし、物理学者もやはり脳には興味があるのですね。それが、前生理学あるいは「前電気生理学の時代」だった。

もう一つ、この時代の特徴は、脳の機能を論じるときに、電気というものが脳の活動の本質であるということが意識されていなかった、と言えることです。例えばデカルトの視覚モデルがあります。

当時、目のレンズを通して網膜に反対の像が映ることは分かっていて、視神経が脳に繋がっているということも分かっていた。そこでデカルトは、視神経はホースであってその中にはバイタルウォータがある。網膜の映像が波動を引き起こし、それが視神経のホースを伝わって、脳室のスクリーンに映像を映し出す。それが見えるためのメカニズムとしてスクリーンを観察する「ホムンクルス」を考えたわけです。網膜の映像は逆転しているのでホムンクルスが松果体に逆に立っている。だから、逆さまに網膜の映像が正立して見える。簡単に言えばこれがデカルトの生気説で、そういう意味で、信号の媒体は電気ではなかった。

ただ、脳情報の本質は捉えていた。「認知のホムンクルス問題」は今も争点として残っているわけです。信号の本体が電気であることが意識されていなかった。このことは、その時代の全ての研究者についても言えていると思います。

【篠本】でも、ガルバーニは、例の電気刺激をやった人でしょう。

【外山】その通りですが、ガルバーニは、単に電気が刺激になるということを言っただけ。多少電気を意識させたが、その後で、研究者の頭から電気が消えてしまった。電気ピンセットは今でも医学部の講義などで使われていますが、片方が銅、もう片方が亜鉛でできていて、それを神経に当てると電位差が1ボルト出るので筋肉がピッと収縮する。彼もそんなふうに電気ピンセットを使って実験をしていたが、電気信号が神経を伝わっているとは誰も思っていなかった。つまり、銅と亜鉛で電池を作

ホムンクルス　**Homunculus**

ホムンクルスとは 15 世紀の錬金術師が骨、精子、皮膚、毛から作り上げげたと称した小人。それ以来ヒトの魂、意識、生命の謎の象徴として哲学、医学、脳科学、生物学などで用いられてきた。デカルトは脳の解剖学という科学的な方法論により、目から脳に伝わる視覚のメカニズムを推測したが、主観的な視覚を科学的な推測が及ばない聖域としてホムンクルスで象徴した。ホモンクルス問題は、現代科学が目から脳に伝わる視覚信号の実体を完全に解き明かすことができたとしても、果たして、我々の意識にのぼる主観的視覚の領域に踏む込むことができるのかという懐疑主義の象徴とされている。

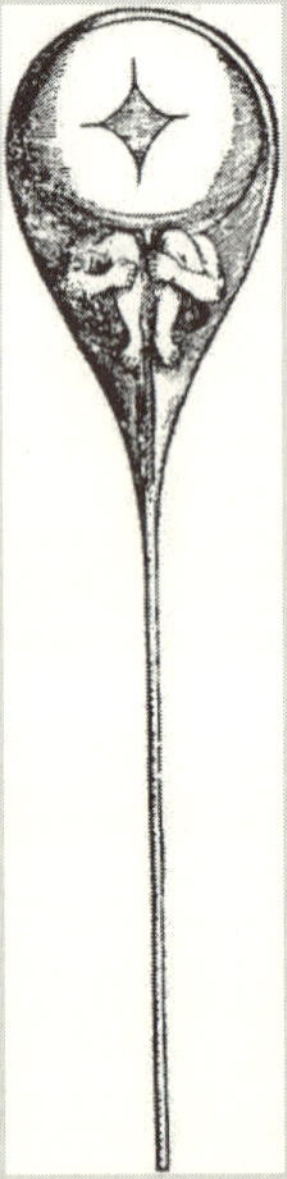

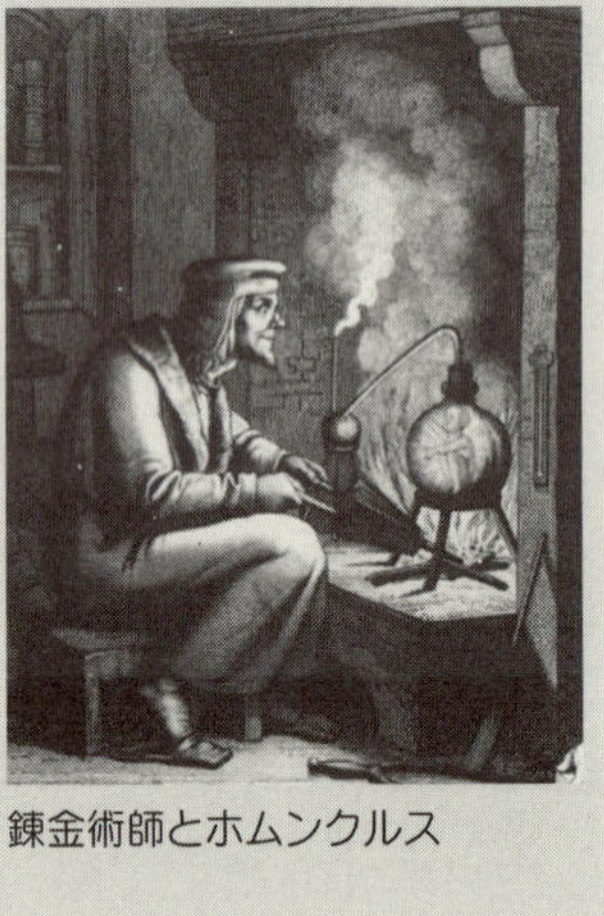

錬金術師とホムンクルス

精子の中のホムンクルス

って、その電気が生理現象の刺激になるというのがポイント。それからフランクリンが雷のときに凧を揚げたなんていうのも、刺激ですね。雷という電気が神経を刺激して筋肉が収縮する。

【篠本】ガルバーニの神経筋標本というのは、どういうものですか。

【外山】これもやはり電気というのが刺激として理解されていた。信号・情報の媒体ではなくて刺激として有効であるということです。単なる刺激だから入り口論であって、そこから後、それがどういうメカニズムで伝えられて筋肉の収縮を引き起こすとか、そういう研究には至らなかったわけです。でも、後から考えてみるとガルバーニが電気生理学の始祖であると言えなくはない。つまり副業的な脳研究と、生気が電気として意識されていなかったというのが、この時代の特徴ですね。

◆コンセプトがあって初めてモノが見える——電気生理学を準備した人々

【篠本】その「前生理学」の時代の最後に、パブロフ（Ivan Petrovich Pavlov）が位置付けられる？

【外山】電気生理学の一番最初に入れた方がいいのかとも思うのですが、私流に言えば「電気生理学のインフラを築いた人」とでも言うべきでしょう。それから電気生理学のプロローグを書いた人、という意味では、ゴルジ（Camillo Golgi）やカハール（Santiago Ramon y Cajal）も同じ位置付けですね。ここで脳の素子としての神経細胞が明確に意識されたと思うのです。

もう1人、この時代にたいへん重要な人だと思うのはヒル（Archibald Hill）です。電気生理学的な観察は全くしていないのですが、ヒルは、ホジキン（Alan Lloyd Hodgkin）、ハクスリー（Andrew Fielding Huxley）、コール（Kenneth Stewart Cole）やカッツ（Bernard Katz）の先生です。つまりケンブリッジ学派を築いた人です。

ヒルは、熱電対を使って精密な熱の計測をしました。筋肉が収縮して発生する熱はもちろん、神経が活動したときに発生する熱も計測しています。そしてカルシウムが筋収縮の媒体であることを発見した。カルシウムなどのディフュージョンについて、ものすごい計算をしています。われわれにとってはものすごく難解ですが（笑）、素晴らしい応用数学の論文がいっぱいあります。そういう意味で、電気生理学の方法論の基礎を築いたといえる。ノーベル賞をもらったのが１９２２年ですが、彼もまた、ゴルジやカハールと同様、電気生理学のインフラを築いた人と言えるでしょう。

【篠本】ゴルジとカハールというのは、どちらかというと解剖学ですよね。

【金子】理論の面では実は論争があって、「ニューロンセオリー」というのがこの時代に初めて出てくるんです。カハールはニューロンセオリー（ニューロン説）をとり、ゴルジはレティキュラーセオリー（網状説）をとっていた。つまりカハールがなぜそう考えついたかは知らないのですが、神経回路は単体のニューロンから出来ていて、全体が合胞体（シンチティウム syncytium：複数の細胞の細胞質が繋がって一体になっていること）にはなっていないということを言う。それに対して、神経回路はシンチティウムであると主張したのがゴルジの網状説です。でも、この段階ではあくまで「セオリー（××氏の考え）」で、この戦いは光学顕微鏡しか使えなかった時代には絶対決着がつかない。つまり、シナプスのところ20ナノメートルの世界が光学顕微鏡で見えるわけがありませんから。この論争の決着がつくのは、結局、電子顕微鏡が使えるようになってから、ということになるのです。

【篠本】電顕で決着がついたのはいつ頃になるのですか。

【金子】それはもう１９５０年代ですよ。

【外山】だけど、それまでは両方が言いたいように言っていただけというと、そうではなくて、僕はゴルジというのは基本的に染色を発明した人で、言ってみれば顕微鏡を発明したと同じような大きな貢献があったし、カハールはそれを使って神経解剖学の知識、概念を確立した人、と位置付けられると思います。今の神経解剖学的な知識の90パーセントはカハールのもので、「これはカハールが見つけていない細胞です」と言ったら、今でも論文になる。これは素晴らしいことだと思うのです。

【金子】カハールは本当に発生学から、色々な動物の神経系から、網羅的に仕事をしたやはりすごい人でしたよ。ゴルジとカハールが並んでノーベル賞を取ったのが１９０６年ですが、以来百年、神経解剖学からはノーベル賞の受賞者が出ていない（笑）。

もちろん、ゴルジだって、染色を見つけただけでなくて「ニューロンというのは繋がっているのだ」と見通した。突起はたくさん出ているけれどもみんな繋がっているのだと。先ほども言ったけれ用いた実験研究によって、個々のニューロンの細胞膜は互いに独立していることが確かめられ、ニューロン説が実証されるに至り、神経科学における基本的な概念となった。カハールが研究生涯において著した100を超える論文は、今なお神経形態学のバイブルとされている。現代神経形態学においてなお、カハールを超えることが一流研究の証とされている。

◇ゴルジ **Camillo Golgi 1843-1926**

1906年度ノーベル医学生理学賞受賞者、イタリアの精神病院で神経病理の研究中に硝酸銀を重クロム酸カリウムと反応させ、銀粒子を神経鞘に固定させ、神経細胞を黒く染めるゴルジ染色と呼ばれる染色法を発明した。この染色法は脳の一部の細胞をランダムにサンプルし、軸策、樹状突起など神経細胞の微細な構造を鮮明に染め出すなど極めて優れた特性を備え、脳の形態学的研究に革命をもたらした。この染色法を用いた中枢神経系の研究で、脳細胞の神経突起は連続的に繋がり網目状のネットワークを形成するとする網状説を提案し、神経細胞は互いに不連続であるとするニューロン説を唱えたカハールと世界を揺るがす大論争を展開した。さらに、この染色法を用い、ゴルジ腱受容器（筋肉を骨につなぐ腱にある圧受容器）、ゴルジ器官（細胞一般にあり、蛋白合成にかかわる装置）なども発見した。

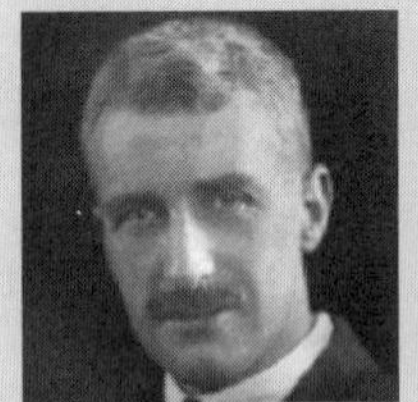
A. ヒル

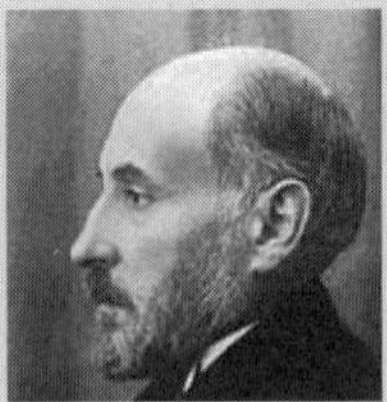
S. カハール

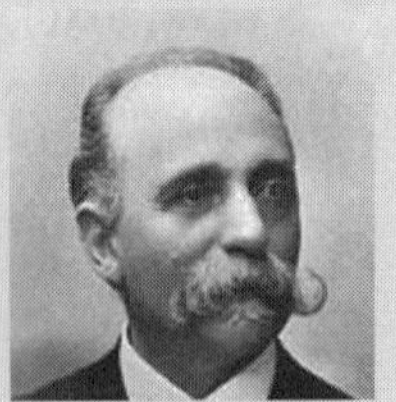
C. ゴルジ

電気生理学のインフラを築いた人々
──ヒル、カハール、ゴルジ

◇ヒル **Archibald Hill 1886-1977**

1922年度ノーベル医学生理学賞受賞者、熱伝対を用い、筋収縮の発熱現象を精密に計測し、筋収縮にCaイオンが関与することを明らかにした。反応速度から酵素反応のメカニズムを推定するヒルプロット法の発明者でもある。ロンドン大学、ケンブリッジ大学生理学教授として、物理化学的手法を使い、生物現象を解明する生物物理学的方法論を確立し、エイドリアン（Adrian 1932年受賞）、ホジキン（1963年受賞）、ハクスリー（1963年受賞）、カッツ（1970年受賞）などノーベル医学生理学受賞者を輩出したケンブリッジ学派の礎を築いた。

◇カハール **Santiago Ramon y Cajal 1852-1934**

1906年度ノーベル医学生理学賞受賞者、ゴルジ染色を用いた脳の形態学的研究で、神経科学・神経解剖学の基礎を築き上げた巨人。神経突起は末端でたがいに途切れること無く連続して網を形成しているとする網状説は今日では多くのニューロンで否定されている。しかし、細胞は互いに不連続で独立であるとする細胞説は一般の体細胞については、18世紀半ばごろまでに確立していたが、その例外として、神経系では細胞が融合して多核となっていると考えられていた。これに対してカハールは、神経系でも一般体細胞と同様に、ニューロンという非連続の単体から構成され、個々のニューロンは細胞体、樹状突起、軸索からなり、神経細胞は樹状突起で他の神経細胞から、シナプスと呼ばれる接合部で信号を受け取り、細胞体を介して軸策によって他の細胞に信号を送るとした。1906年のノーベル医学生理学賞は、網状説のゴルジとニューロン説のカハールの二人が同時に受賞し、まったく正反対の立場で受賞記念講演を行った。後の時代の電子顕微鏡をど、当時、本当はどっちなのか分からなかったわけですね。カハールが偉いのは、単に繋がっているというよりも樹状突起と軸索、これも今にして言えばそうだと思うのですが、あの当時のあの解像力で軸索と樹状突起を識別するというのはそれなりに大変なことだし、しかも、この樹状突起というのは入力を受ける側で軸索というのは出力の側だということをどうして言えたのか、本当に天才としか言いようがないと思う。どうして言えたのか本当のところは分からないけれども、現在の立場からカハールの代わりに想像してみますと、投射ニューロンというものを見たとき樹上突起と軸索との区別は、それほど難しくない。投射ニューロンだと樹状突起というのは細胞体の周囲にあるだけで短く数が多い、投射ニューロンの軸索は1本のみで極端に長く、この二つの突起は区別できる。そこでニューロンという単位があると思えば、多数本ある樹上突起が自然に入力部位で、1本しかなく遠くに出ていく軸索が出力に見えるのだろうかと思います。だけど、これが網状説だったら、そうはならない。カハールはやはりニューロン説だったからこの入出力関係が想像できたのだと思います。

【外山】そうですね。だから、何ていうかな、心眼があったということですよ。コンセプトがあって初めてモノが見える、ということがあるのだと思います。それは今流に言えば、コンテキスト・ディペンデント・パーセプション（context dependent perception：文脈依存的な認識）というか。カハールには、今流のニューロンの考え方のコンセプトがあった。だから、そう言えたとしか言いようがない。

もう一つカハールが偉いのはニューロンのタイプをきっちり記述して、それが間違っていないということですね。その概念が今でも全部成り立っている。もう100年たっているわけでしょう。それは素晴らしいことだと思います。

◆電気生理学時代の胎動

【外山】そうした、僕流に言えばプロローグ、というか電気生理学のインフラを築いた人というのがいて、その次に、本当の夜明け前、次の時代が来る胎動を感じさせるような研究というのがある。いわば「電気生理学の胎動期」で、そのきっかけはやはりベルガー（Hans Berger）の研究が大きいと思います。

ベルガーというのは脳波を発見した人ですが、その頃は今みたいな電子装置はない。電磁オシロスコープ、つまり強力な磁場をかけてやって微弱な電流でコイルを動かし、コイルの上に鏡をつけて、ほんのちょっとの鏡の動きを光学的に拡大して観察するという方法で脳波を発見した訳です。

【篠本】脳波という存在が、電気生理学にとって大事だったと。

【外山】電気を研究すれば脳が分かるんだという確信を最初に与えたのがベルガーの発見だと思うのです。それが1930年のこと。それでエイドリアン（Edgar Adrian）が系統的に脳波の研究をしてα波を発見し、ノーベル賞をもらった。ベルガーが電気生理学の夜明け前の光芒をもたらしたというところでしょう。

そういうふうにして電気が脳活動の本質であるということが認識され始めたが、それを計測する技術は電磁オシロスコープしかなかった。これがつまり夜明け前の夜明け前たるゆえんで、なかなか夜が明けないという閉塞状況を作り出した。伊藤先生はその頃の話をもちろん知っておられて、実験が失敗続きだったときなど僕も色々聞かせてもらったのですが、なにしろ１９３０年代の話ですから、僕自身は直接これを見聞きしてはいません。

ただ、当時の一番のトピックスが、減衰説と不減衰説の論争であったことには、触れておく必要があるでしょう。これは世界的な論争だったのですが、それが日本に輸入されて日本国内の論争にもなっていた。

この頃には、隔絶箱という方法（後述）で神経活動は記録できていたのです。神経の束を切り出してきて電気刺激をして隔絶箱にいれる。コンパートメントを作り、その間に電気抵抗をつけてやる。二つのコンパートメントの電位差は電磁オシロでも記録ができるわけです。この仕組みを用いた研究が色々あって、例えば生体が傷害を受けると、その部位に傷害電位というのが発生する。これは静止膜電位を測っていることになりますが、電気刺激をすれば活動電位が発生し、それも計測できる。神経線維を傷害した場合にはそこで伝導が止まる。さて、それが減衰的に止まるのか、オール・オア・ナン（all-or-none）に止まるのか。今から考えれば、線維の数が少ない場合はオール・オア・ナンに止まる。だけど多かったら平均的、減衰的に止まる。それが論争になった。

【篠本】そもそも活動電位がスパイクで伝わるというような概念がまだ全然ないのですね。

【外山】そうです。だから、オール・オア・ナン的な活動電位が伝播するという概念自体が無かった。あくまで現象論的に、つまり見かけの問題として、活動電位が減衰し得るかしないか、オール・オア・ナンに活動電位の伝播が止まるのか減衰的に止まるのかが論争になった。

【篠本】その当時、そのスパイク的なものが伝わっているというイメージを持っていた人はいないのですか。

【外山】現象論的にみれば、知覚性興奮も運動性の興奮も全てグレーデド（graded：連続的に変わってい る）です。それがオール・オア・ナンの活動電位で運ばれているなどということは思いもつかなかったということでしょう。

【篠本】そうした問題設定を出した人は誰なのですか。

【外山】日本では、京大の教授だった石川日出鶴丸と慶応の加藤元一さんが、双方の旗手でした。加藤さんがオール・オア・ナン派で、石川さんは減衰論。学会のたびごとに論争が続いたのです。

【櫻井】石川日出鶴丸さんの師というのがフェアヴォルン（Max Verworn）という有名な先生。ヨーロッパの人ですね。

◆「脳研究の十偉人」の1人、加藤元一

【外山】当時は結局、日本は未だ研究の「植民地状態」で、欧米のコピー的研究が行われていた。その意味では、加藤－石川論争というのは一種の代理戦争だったわけで、皆さんは、それを聞きに生理学会に行ったらしい。今回はこっちの勝ちとか、ボクシングの試合を見に行くようにね（笑）。それが楽しみでみんな生理学会に行ったという話を聞いています。

結局、これに決着をつけるためにはどうすべきか、この方法を加藤さん自身が考えた。要するにたくさんの線維のアンサンブル（ensemble：集合）の活動を見ていてはだめで、単一線維の実験をしなければだめだ、ということで単一神経の標本を作って実験し、オール・オア・ナンに活動電位が止まることを示した。これがオール・オア・ナンの活動電位の発見に繋がったし、同時に、マイクロフィジオロジーの始まりです。

【篠本】えっ、それが日本人の加藤元一さんだったのですか。偉い人ですね。

【外山】ですから、加藤元一さんはノーベル賞の候補になったのです。田崎一二《イチジ》さんを連れて世界生理学会で単一神経細胞のデモンストレーションをして、オール・オア・ナンに活動電位が止まるということを示した。それにパブロフが感激して、加藤元一さんをノーベル賞に候補に強力に推薦して、もうもらえるというところまで行ったのです。ところがちょうど第2次大戦の前で、日本が欧米から

敵視されていた。それでノーベル賞をもらえなかった。

【櫻井】確か英文の本も出していますね。

【外山】ホジキンも彼の本（*Conduction of the Nerve Impulse*）の中で、ちゃんと引用しています。これは非常にいい本ですが、その一番最初にホジキン自身が、「マイクロフィジオロジーの元祖は、加藤元一、田崎だ」とちゃんと書いてある。マイクロフィジオロジーとは「単一」の神経細胞から記録をしなければものごとの本質は分からない」ということです。

【櫻井】大学院のときに『脳研究の十偉人』というようなタイトルの英文の本を読みました。最初はアリストテレスなのですが、10人の中に加藤先生が入っていました。

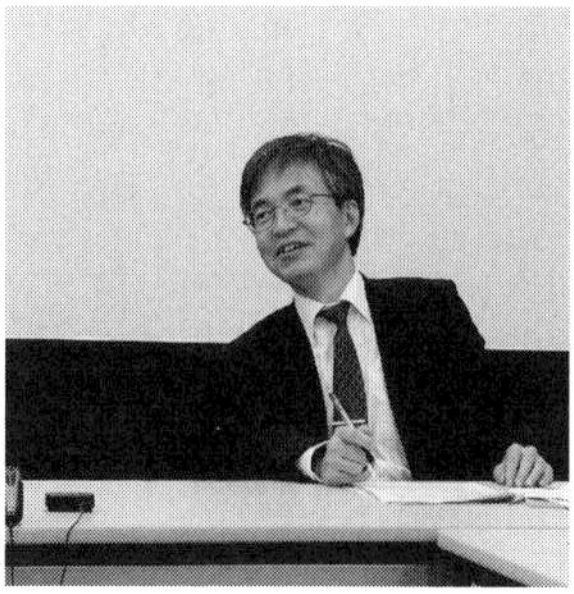

篠本　滋

【外山】このようにしてマイクロフィジオロジーが始まり、それが微小電極法として完成した。イカの巨大神経標本の研究もそこから始まった。単一神経の研究には巨大神経が良いということでみんなイカをやり出して、それがホジキン－ハクスリーの研究に繋がったわけです。

【篠本】それで電気生理学がぼちぼち動き始める。

【外山】そうですね。この辺のことは１９６８年に田崎さんの*Nervous Excitation*という本に詳しく書かれています。前電気生理学時代の論争がいっぱい書かれていて、今読んでも非常にいい本です。

【篠本】軽く復習して、電気生理学の胎動期を振り返ってみると、ゴルジやカハール等が解剖学的な構造というのを明らかにし、ベルガーやエイドリアンによって神経というのが電気というメディアを通して働いているということが分かってきたことで、電気生理学時代へのインフラが準備された。そうした流れの中で、この「減衰説・不減衰説」というのはどういう位置付けになるのですか。

【外山】生理学現象として電気が明確に意識されるようになったのだけれども、電気現象を的確に計測できる手段がない。そうした中で、研究者たちが手探りで電気現象を観察しようと努力していたという時期が、電気生理学夜明け前の時代と言えますが、その時代を象徴するのが、「減衰・不減衰」論争というわけです。そしてその論争を解決する手段としてマイクロフィジオロジーが誕生し、それが「電気生理学の時代」に繋がった。そこに加藤元一さんという人がいた。

単一神経線維で調べればよいというのがそのアイデアですが、技術的には、これは僕自身もやったのですが大変なのです。伊藤先生の教室でも、学生のトレーニングとして先ず電気回路、カソードフォロアか何かを作らせる。その次に実験としてやらせるのが単一神経線維標本、実体顕微鏡で1本の線維だけ残してあと全部切って、1本の線維だけ活かすということをやらせるのですが、これは大変です。その技術を加藤元一さんが考えて田崎さんにやらせた。

◆手探りの時代の主役だった「隔絶法」

【篠本】その1本まで残すという問題と、もう一つは計測の問題がありますよね。

【外山】それが先ほどちょっと触れた隔絶法で計測するしか方法がなかったのです。隔絶箱という装置に神経線維を一本置いて、そこに隔絶を入れて電気的にシールドする。今のパッチだったらギガシ

隔絶法

前電気生理学の時代の脳研究は、神経活動が生み出す電気を直接観測する手段を欠いていた。しかしながら、ヒルの筋収縮熱の計測研究にも見られるように、当時の研究者はさまざまな間接的手段で神経・筋活動の本質に迫ろうと努力した。その一つが隔絶箱である。当時は微小な生物電気を増幅する電子装置（例えば真空管、トランジスタなど）が無く、生物電気を直接電磁オッシロ装置（強力な磁石の間にコイルを置き、電流が流れたときに生じるコイルの微小な回転をその上につけた小さな鏡に光ビームを当て更に光学的に増幅する装置）で観測した。このような装置では一つの神経線維の活動を計測することは不可能であった。このため数千本の神経線維を含む、神経線維の束を取り出して、刺激電極から神経線維束に電流を流し神経を刺激し、発生した活動電位を隔絶箱の二つのコンパートメントの両端に記録電極を置いて、活動電位が刺激側から他側に伝播するときに流れる電流を記録電極で集めてコイルに流して観測した。隔絶箱の電気的絶縁をグリースなどで高め、できるだけ大きな電流がコイルに流れるよう努力した。

ールなのですが、まあ、メガシールですね。1メグオーム程度の絶縁にしてやる。電気がそこを流れれば電気的抵抗に比例した電圧が発生する。一本の神経線維の神経活電流は非常に小さいから、シールの電気抵抗を上げてやらないと電圧が出ない。たくさんの線維を使えば観察は比較的容易なのですが、単一の神経しか活動しない場合は電流も小さいから、隔絶も非常に精度（電気抵抗）を上げてやらないといけない。

そういうことをして単一の神経細胞が出している活動電位を観測したらオール・オア・ナンであった、というのが加藤さんの偉業ですが、その他色々な現象、例えばレフラクトリー（refractory period：不応期、神経細胞が発火した後、しばらく反応できない時期があること）なども、この方法で見つかった。活動電位の電気生理学というのは、基本的には単一神経線維と隔絶箱で完成しているのです。この辺りのことに関しては田崎さんの本にみんな書いてあります。跳躍電動だとか、活動電位の基本的な概念というのは皆この方法で発見されていた。第2次大戦の前、1935年頃ですね。だから、パブロフの条件反射、シェリントン（Charles Sherrington）の反射学とほぼ同時期にマイクロフィジオロジーが確立したと言える。ただ、現在のような電子的観測手段がなかった。

3 電気生理学の時代

◆「興奮と抑制」――電気現象の意識

【篠本】「前電気生理学」というところから「電気生理学の胎動」という段階まで話が進み、いよいよこれから「電気生理の時代」ということですが、それでシェリントンに入るわけですね。

【外山】シェリントンの反射学でも、観測手段は電気刺激だけです。色々な部位を電気刺激をして起こる反射を調べた。反射といっても筋肉の収縮を調べたにすぎない。脳の電気現象というのは全然観測していないのですが、ただ電気が明確に意識されていた。しかもカハールのシナプスの概念を入れて、興奮とか抑制、シナプスなど脳の神経回路と電気現象を意識していた。

【篠本】抑制って、既にこの時代にそうした概念があったのですか？

【外山】パブロフは「抑制」という言葉を使ってはいません。その代わり「制止」という言葉を使っている。内制止とか外制止とか、サップレッション。ただ、これは、ロシア語を林髞さんが訳した日本語が「制止」であったということかもしれませんが。

【篠本】ここでいう「内制止と外制止」というのは、どういう概念でしょう？

【外山】パブロフの言う内制止というのは脳の中で起こる。例えば動物がこの条件反射が自分にとって不利であるとか無益であると考えたらその条件反射を抑える、そういうのを内制止というのです。それをもたらす色々なファクターがあるのですが、例えばモチベーション（motivation）とかアテンション（attention：注意）をずらすなどですね。

それをシェリントンは「反射における興奮と抑制」と定義した。パブロフはそうではないのですが、シェリントンは興奮をプラスの電位、抑制をマイナスの電位として明確に意識していた。

【篠本】当時の反射学の中で抑制という概念が役割を果たした例には、どのようなものがありますか。

【外山】例えば、Ia抑制とよばれるものがあります。抗重力筋反射は筋紡錘で筋長さを測り、重力に対して筋肉を一定の長さに保ち、体を支えるように筋肉を収縮させる。拮抗筋の筋紡錘の活動はその反射を抑制する。これがIa抑制です。これは脊髄運動細胞のＩＰＳＰとして起こっているのですが、筋収縮の抑制としても観察することができます。

【金子】拮抗筋を考えているわけですね。

【外山】そうですが、拮抗筋ではなくても、例えばIaからIbに対しては抑制がかかっているとか、そういう基本的な反射回路の関係を全て、筋収縮の変化、調節機構としてシェリントンは観察、記述しているわけです。これについてはロレンテ・デ・ノーも後でかなり貢献していますが、シェリントンの一番のポイントは、興奮と抑制が中枢細胞でプラスとマイナス電位としてコードされていると想定したということです。その電位の代数和で反射が決まるのだ。ですから、シナプスのインテグレーション（integration：積分、合計）は興奮と抑制の空間和であると考えたのです。

一方、エクルスは、脊髄の運動ニューロンで微小電極を刺して実際にそのマイナス電位（抑制性後シナプス電位）を確認した。興奮のプラスの電位はエクルスが見つけたというよりは、当時既に色々なところで、例えば終盤電位だって興奮のＥＰＳＰ（Excitatory Post Synaptic Potential：興奮性シナプス後電位）として発見されていた。だから興奮性後シナプス電位をエクルスが発見したとは必ずしも言えませんが、実際に脊髄の運動細胞で興奮と抑制に当たる電位を記録したのはエクルスなのです。

そういう意味で、反射の概念あるいはシナプス電位の概念を考えた人はシェリントンなのです。そのもとに、例えば弟子には、フルトン（John F. Fulton）、ロレンテ・デ・ノー（Rafael Lorente de No）、エクルスがいたわけです。

【金子】ここで、ロレンテ・デ・ノーというのは、形態学の領域ではカハールの弟子ですが、電気生理学の仕事もちゃんとやっていた。ロックフェラー大学の浅沼廣先生が研究室を引き継ぐ前には、カッパールーム（copper room）という、シールドのために部屋中に銅板を張り巡らせた電気生理の部屋を作っていたし、明らかにそこで電気生理をやっていたのだと思いますね。彼は伝記的に言うとかっこいい人で、あるときマラリアにかかってしまうのです。ロックフェラーは終身雇用だったのですが、「科学者たるもの24時間費やさなければいけない職業なのに、こんな半端な身体ではだめだ」と言って、壮年の、50代だったと思いますが、高額の終身雇用も蹴って研究をスパッとやめてしまうのです。その生き方がかっこいい。形態学の仕事自体についても、１９４９年のフルトンの教科書の一章が有名で、われわれの大脳皮質の局所回路の理解というのは、この本の中で彼の書いた図を未だに超えていない。ロレンテ・デ・ノーはフルトンに執筆を頼まれて、自分の切片を全てもう一回見直した上でこの章を書いた言いますが、本物感の漂う研究者だったのだと思います。

◆脳機能と神経細胞活動の相関で本当に脳が分かるのだろうか?
——反射学、あるいは脳研究そのものへの問い

【外山】フルトンの教科書が有名なのは、まさしくロレンテ・デ・ノーがここのところを書いているからで、そこが一番いいところですね。ところでシェリントンに関して余談を言えば、『*Man on his Nature*』という、彼が研究生活の後半に書いた本があるんですよ。これはほとんど哲学の本で、これを東大の抄録会で読んだのですが、まあ難解、難解(笑)。どこで文章が終わっているんだか、グラマティカルにどうなっているのかわけが分からない、内容も難解なのですが、まあ、一ぺん読んで見るといいです。

この本というのは、一言で言うと懐疑主義なのですね。中でも一番懐疑的なのはやはり相関主義に

対してで、脳機能と神経細胞活動の相関を見ることによって本当に脳が分かるのだろうか？　という懐疑主義、これが『*Man on his Nature*』の主題です。あらゆる角度からそれを言っているのです。

【篠本】シェリントン自身が、そういうことに対して懐疑的だったのですか。

【外山】そうなのです。それはある意味で正しいのではないか。ところが弟子のエクルスは、シェリントンをすごく尊敬していて、しかも色々本を書いているのですが、非常に楽観主義なんだね。師と弟子が、そういう対照的な思想を持っている。暇があったら、シェリントンの格調が高い英語を読んでみてください。

この問題が出たついでに反射学について振り返ってみると、僕はパブロフはものすごく偉大だと思うのです。今の学習の概念は基本的にパブロフが全部出している。例えば連合学習の概念、記憶、そして連合学習の時間窓。条件刺激と無条件刺激の加え方で詳しく調べて時間窓の概念、つまりＳＴＤＰ（Spike Timing Dependent Plasticity：スパイクタイミングに依存する可塑性）の概念はパブロフにあるわけです。それから学習の「消去」、これはＳＴＤＰにも繋がるのですが、消去の概念もパブロフが確立している。それを今、我々は可塑性という概念で調べ直しているにすぎない。そういう意味で僕はパブロフというのはものすごく偉いと思う。シェリントンとの絡みで言えば相互作用で、反射を学習の概念へ拡張した。そこがパブロフの偉さだと思うのです。

【篠本】パブロフ自身は、回路的なイメージというのは持っていたのですか。

【外山】シナプス、反射を高次機能に拡張し、学習を付け加えた。無条件反射に学習で獲得される条件反射を付け加えた。シナプスには明確に言及していないが、無条件反射と条件反射の反射弓（神経回路）には言及しています。つまり、学習により無条件反射の回路に条件反射の回路が付け加わる、つまり連合学習です。

【金子】反射ということで全てとらまえていくには、彼は何か限界を感じていたのですか。今で見ると「反射」という言葉はちょっと狭すぎるようにも思うのですが。

【外山】そういう意味の懐疑主義はパブロフにはない。逆にシェリントンにはそういう懐疑主義があるのですね。そういうやり方で脳がどこまで分かるかということに関しては常にペシミスティックであったと思うのですが、パブロフにはそういうところは感じられないですね。

【櫻井】パブロフの弟子の中には、自由意志というのも全部条件反射で説明できると言う人たちもいます。いわゆる高次条件付けですね。

【外山】パブロフの条件反射に対する批判というのはそこにある。全て高次の脳機能が条件反射で説明できるというふうにパブロフは考えていた。「それはおかしい、自由意志はないのか」という問題意識、これが反パブロフ学派の原点でしょう。近代心理学の流れは前半はパブロフ、後半は反パブロフだよね。

【篠本】反射学というのは、低次の機能に限って言うと回路というイメージと実際の行動というもの

古典的条件付けとオペラント条件付け

古典的条件付け（classical conditioning）はパブロフの条件付けとも呼ばれる連合学習である。イヌにえさを与える度にメトロノームを鳴らせていると、そのイヌはメトロノーム音を聞かせるだけでよだれが出るようになった、という「パブロフのイヌ」がその代表的な例。この場合、えさがよだれを誘発するというのは生得的に備わった無条件反射であり、メトロノーム音はよだれを誘発しない中立的刺激である。無条件反射刺激と中立的な刺激を組み合わせる（連合する）ことにより、本来中立的な刺激が反射を誘発するように変化することを「条件付け（conditioning)」と呼ぶ。「古典的」というのは、このパブロフのイヌのように無条件刺激と中立的な条件刺激を外部から与える（動物側からみれば受動的な）条件付けを指している。

このパブロフの条件付けの概念に対抗する概念としてスキナーによって提案されたのが、オペラント条件づけ（operant conditioning）である。たとえばレバーを押すと餌がもらえるようにした箱（スキナー箱）の中にラットをいれると、ラットは最初でたらめに歩き回り、偶然にレバーを押すことを繰り返しているが、やがてそのラットは頻繁ににレバーを押すようになる。自発行動が環境に適応して変化を遂げたという意味で、受動的な古典的条件付けとは異なるとされる。

が、因果的に対応したような図式が得られて、科学的に全部明らかになるという感じですっきりしているわけです。その後、高次機能に行こうとしたときに、うまくいかなかったところがあると思うのですが、何が最大の問題になって反射学というのがうまくいかなくなったのでしょう。

【外山】それはやはり、いわゆる行動学、スキナー（Berrhus Frederic Skinner）のオペラント条件付けの行動学習が反パブロフの例題として出てきたことでしょう。要するにパブロフ学派は自由意志の存在を無視している面がある

【篠本】あれは批判なのですか。

【外山】要するに「こういうものは説明できないでしょう」というふうに、主として行動学の分野から反論が出たわけです。で、いわゆる古典的条件反射とオペラント条件付けという二つが条件学習のテーマとして認知され、オペラント条件付けは強化学習に繋がっている。

【篠本】でも、両方とも図式的には単純で最終的には証明しやすいようになっているのではないですか。

【櫻井】反射というのはまず最初に刺激ありきなのですね。刺激が反応を引き起こすと考える。オペラントというのはまず反応ありきなのです。反応がどういう結果を引き起こすかで次の反応が変わると考える。

【外山】条件反射というのはどちらかというとパッシブなイメージが強いのです。刺激の因果関係を

学習するというのが連合学習で、オペラント条件付けは、自分の行動を強化因子、今で言えばドーパミンで最適化する学習課題です。学習にこの二つの要素があることは間違いない。しかし、時代の流れからすれば、「パブロフでは全部説明できないよ」というアンチテーゼとして、オペラント学習が出てきたということになる。

◆シェリントンの懐疑主義は超えられるか？

【川人】私などは、最近、相関主義に懐疑的なので（笑）、シェリントンが『*Man on his Nature*』で相関主義に対する懐疑を述べているというのは、とても気になります。シェリントンは、自分の反射学そのものに対して懐疑的だったのか、それともエクルスがやるような、電気的な観察結果を、行動の、例えば反射のある側面と対応させるということに対して懐疑的だったのか、どちらなのですか。

【外山】そういうことではないのです。シェリントンはこう言っているのです。「今はまだ脳の活動を観測する手段は極めて限られている」と。シェリントンにとって、観測手段は電気刺激と、その結果出てきた動物の反射運動しかない。「しかし、いつの日かは脳の活動が全部見えるようになる」。今で言うとオプティカルレコーディング（optical recording：神経活動を光学的に計測する技術）みたいな。オプティカルレコーディングをもっと精度を上げていく、でそうした結果、「脳の活動、個々の神経細胞の活動が全部見える。仮にそういうことができたとしても相関主義の縛りは抜けられない」というのがシェリントンの主張なのです。つまり、観測された脳活動がエピフェノメナン（随伴現象）なのか本質なのか。仮に本質であったにしても、今流に言えば、その活動が一体何をコードしているのか、そういうことは永久に分からないだろう、というのです。

【篠本】シェリントンの問いに対して「こうしたらいい」という答えみたいなものはあるのですか。シェリントンは因果的に説明するのが一番理想的だと思っているわけですよね。

【外山】いや、シェリントンは「脳はここまで分かったが、このやり方を究極的に突き詰めても分からない部分があるのではないか、それは非常に大きな部分ではないか」と言っているわけです。

【篠本】分かりたい、分かりたいという方向で言うと、残りの分からない部分はどうやったら解決するかということに対して、何か言っているのですか？

【外山】いや、全然言っていない。その点では単なる懐疑主義。研究者というのは、若い時分はやはりオプティミスティックでないとやっていられないと思うのですが、晩年近くになると、もうある意味でやめるわけだから無責任（笑）、だから、懐疑主義になる。物理学者でもそういう人は多いですよね。量子力学だってそういう人はいっぱいいますよ。

【金子】例えば外山先生がシェリントンになったとして、内部活動の根源にはチャンネル分子みたいなものがあって分子的にそのメカニズムが分かってきた、としましょう。それで、ホジキン―ハクスリーのモデル（後述）でも何でもいいのですが、ニューロンが動くのが分かるようになったし、筋肉もアクチン・ミオシンなどの分子メカニズムで収縮するのが分かったとする。この辺になると懐疑主義が入り込まない。つまり、分子レベルまで理解が下りてきたら懐疑主義が入り込まないということですか。

【外山】実は、そこがこの座談会で最も重要な、一番最後に議論したいところなのです。やはりコーディングという問題がある。要するにコーディングが一番分かっていないということだと思うので、そこのところは一番最後に議論したいですね。

◆反射学と行動主義

【篠本】ということで、もう少し、歴史を俯瞰しておきましょう。今紹介されたパブロフの高次条件付け。それに対してスキナーは「内的な刺激」という言い方でいいのですか。

【外山】というか「内的なドライブ」ですよね。要するに行動を重視するのか反応を重視するのかという意味ですよね。要するに条件反射というのは「反応を説明する」学問であって、それに対してオペラント条件付けというのは「行動を説明する」。だから、反応と行動というのはちょっと違うのですよ、という批判。

【篠本】スキナーがオペラント条件付けのような形で投げかけた疑問に対しての答えというのは、現在、どうなっていると評価できますか。

【外山】今、強化学習でそれが説明されつつあるというべきでしょうか。強化学習というのはまだまだ単純にすぎると僕自身は思いますが、オペラント条件付けという学問が強化学習で一皮むけたと理解しています。

【篠本】行動主義が登場した当時としてはどうだったんですか？　パブロフが出て、スキナーが出たというときの、研究者の雰囲気は？

【櫻井】政治的背景もあったようですね。パブロフの条件反射学というのは「何でも学習できるし制御できる」という考え方に繋がるわけで、それは当時のソ連の社会主義にぴったりなのです。社会主義というのは学習重視で、獲得形質も遺伝するという学説を支持したぐらいです。ですから、ソ連では生理学も心理学も完全にパブロフ主義でした。それに対してスキナーはアメリカですが、ソ連のパブロフ主義へのアンチテーゼとして出てきて支持されました。

【外山】日本でもそうだった。戦後、パブロフ学派と、スキナリアンと言っているオペラント学派があって、それは政治的主張に結びついていた。いわゆる左翼系の人というのはみんなパブロフで、東大にもパブロフ研究会というのがありました。それに対してアメリカ学派というのが何だったか、ちょっと覚えていませんが、日本にも戦後パブロフ学派とオペラント学派というのがあったのです、それは政治に繋がっていた。

林先生の『条件反射学』というのは、パブロフの英訳をさらに訳したのですが、東大のパブロフ研究会は直接ロシア語から訳しました。当時は別に珍しくはなかったのでしょうが、そのくらいソ連に傾倒していたのでしょうね。それに対してアメリカは、もっとフリーで、刺激による統制ではなく自発性を重視した考え方をあえて出した。

【櫻井】だから、完全にアカデミックな理由で争っていただけでもないのですね。

【外山】そう。条件反射に関してはソ連がパブロフをあまりにも強く使ったから、そういう弊害というか、副作用が生まれたのです。

【櫻井】オペラントは確かにアンチパブロフとして広まりましたが、その後の1970年ごろの研究では結構条件反射学とオーバーラップしていて、「オペラント・パブロビアン・インタラクション」という言葉も出てきて、学習を完全にどちらか一方に分けることはできないとも言われました。それは多分本当だと思う。

スキナーに代表される行動主義は、内的なものを一切仮定しないのです。だから、動機付けなんてものも仮定しない。対象は全ては行動であると。

【篠本】そういう意味では、パブロフにも似ているではないですか。

【櫻井】似ているからこそ、条件反射学にあえてぶつけたわけですね。

【外山】スキナーの頃というのは、トライアル・アンド・エラー・ラーニング（trial-and-error learning：試行錯誤型学習）が研究の主流だった。トライ・アンド・エラーというのは櫻井さんが言ったようにモチベーションだとかコンテキスト（context：文脈）だとかそういうものを一切無視して、とにかくやってみてだめだったら「これはやめ」、そういう概念だった。だから、そこが今から見ると分かり難い部分だと思います。

【櫻井】最近よく言われる強化学習というのもそんなものですか。

【外山】強化学習というのはそうではない。トライ・アンド・エラーではなくて、やはり洞察があるとか、モチベーションというのがある。「こちらが欲しい」みたいな。ヒト以外の動物にも、ある意味で主体性というか意思みたいなものがあるわけですが、スキナリアンというのはオペレーショナル（operational：操作的）というか、非常に機械主義的ですよね。

【櫻井】スキナリアンというのはそのようなオペレーショナルな方法論を信奉する人たちですよね、思想というよりは。だから、スキナーの勉強をすると、実験にはすごく役に立つのですが、中で何をやっているかというのは別の立場から考えないといけません。

【篠本】スキナリアンは、「考えない」わけですね。

◆そして、「ホジキン―ハクスリーの理論」

【篠本】なるほどだいぶ状況が分かってきました。そして、反射学と行動主義の相克の次に、ホジキン―ハクスリーが登場する。年代的にはこういう順ですか？

【外山】大体そうですね。ホジキン―ハクスリーの論文は、1952年に一気に全部出たのですね。これらの論文は今でも電気生理学の最高峰の研究だと思っています。僕が一番素晴らしいと思ったのは、活動電位というのが何で起こるかということをまずは考える。多分、ナトリウムNaが動いて起こる。Naが動いたことを示す色々な現象が観察される。Naを駆動する因子として、いわゆるネルンストのエレクトロ・ケミカル・ポテンシャルがある。それでNaが動くのですが、Naが動くためにはその通り道つまりチャンネルが開く必要がある。チャンネルというのは電気的な概念としてはコンダクタンスがある。このコンダクタンスが膜電位依存性であるために活動電位がオール・オア・ナンに起こる。そういうふうに考えたわけです。

他の研究者もある程度そういうことは薄々感じていたのですが、それを観測する方法がなかった。そこでボルテージクランプというのが提案されて、電位依存性であれば電位を固定して電流を観察するのがいいでしょうというわけです。それを可能にしたのはカソード・フォロワーでありフィードバックの理論であって、それでボルテージクランプが出来た。

しかし、これはホジキンの貢献ですが、膜電位を固定してコンダクタンスがどう変わるかということをNaやK電流として観察した。それをモデル化して、モデルの非線形方程式を解いたのがハクスリーなのです。手回しの計算機で、本当に3か月かかったというんですね。

しかも私が感心したのは、あれは普通は解けない非線形の偏微分方程式ですが、結局、活動電位の伝導速度が一様であるという仮定を置くと、常微分方程式として解けるのです。偏微分方程式に、実際に計った伝導速度を入れて常微分方程式に変える。あの式はちょっと伝導速度がずれると収束しないのです。それを何回も何回もやってハクスリーが証明した。観察された活動電位とモデルの活動電位が非常によく一致して、例えばレフラクトリーとか、閾値下刺激で出る局所反応とか、あらゆる活動電位の現象が全部説明できるという論文ですよね。あれは本当に素晴らしいと思っています。

はじめにお話ししたように、僕は学生の頃は電気生理学が結構面白くて勉強したつもりなのですが、結局、それは「前電気生理学」の勉強をしていたわけです。僕が大学院に入ったのは57年なのですが、入ったらいきなりホジキン―ハクスリーの論文を示されて「おまえ、これを読め」と言われた。前電気生理学からいきなり電気生理学の最高峰の論文を示されて勉強しろと言われたときのショックというのは、暗闇の中からいきなり真昼の風景に連れ出されたような感じで、目がくらむ思いがしました。実際1年間かかりましたね、あの論文を理解するのに。

【篠本】 外山先生が東大の医学部で教えておられたときは、講義でホジキン―ハクスリー方程式を教えるので学生にはかなりショックだったらしい（笑）。

【外山】いや、解き方を教えたんではなくて、今話したようなことを教えたのです。この式のこういう部分が大事だよとか。

【篠本】不思議な式ですよね、あれは。よくあれだけコテコテの方程式を立てたなと思うのですが。

【外山】やはりそれは実験が優先しているからですね。

【篠本】それで、チャンネルという概念と直接対応してもいたし。なぜこんなのがうまくいったのか……。

【外山】後の田崎、ホジキンの論争にも関係してくるが、これはヒルの流れなのです。筋収縮のCaモデルをヒルが考えていて、ホジキン―ハクスリーの活動電位モデルもハックリーの収縮のスライディングモデルも、ヒルの方法論に従ったものです。一方でボルテージクランプ実験とヒルの方法論で活動電位モデルが、他方で、筋長クランプとヒルの方法論でスライディングモデルが出来た。

【篠本】そういう風に、やはり歴史を踏んで出てきたものなのですか。

【外山】そう。だから必ず天才がいて、確かにそこでブレークスルーが起こるのですが、そのインフラストラクチャーを築いた誰かが必ずいる。準備が出来ていて飛躍が起こるということはありますね。

【篠本】なるほど。そしてこれは外山先生にはかなりの衝撃だった。

【外山】そうですね。誰でもこの論文を知らなくて読んだら衝撃を感じると思いますけれども。

$$C\frac{dV}{dt}=I_m-(V-V_{Na})g_{Na}m^3h-(V-V_K)g_Kn^4-(V-V_L)g_L$$

C：膜の静電容量
V：膜電位
g_x、V_x：x の伝導度と電位
（x = Na、K、または L（漏出量））
m、n、h：イオンチャンネルの開閉率

$$\frac{dx}{dt}=\alpha_x(1-x)-\beta_x x \qquad (x=m、n、or\ h)$$

α、β：チャンネルの活性化率
α と β は経験式によって決まる。

ホジキン―ハクスリー方程式

要な特性を抽出して単純化したものがフィッツヒュ―南雲方程式である。フィッツヒュー（Richard FitzHugh）が「Bonhoeffer-van der Pol（BVP）model」と呼んで研究していた興奮性、振動性を示すモデルは、日本で南雲仁一ら（Nagumo、Arimoto、and Yoshizawa）によりほぼ独立に研究されていた。後に「フィッツヒュ―南雲方程式」と呼ばれるこのモデルは、早い変数と遅い変数からなる単純な 2 変数力学系であり、数学や物理学における非線形力学研究において、興奮性、振動性を表現する標準的モデルとして定着している。

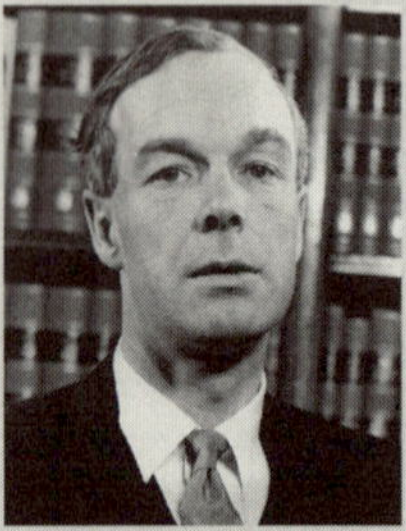

A. L. ホジキン
（©AP Images）

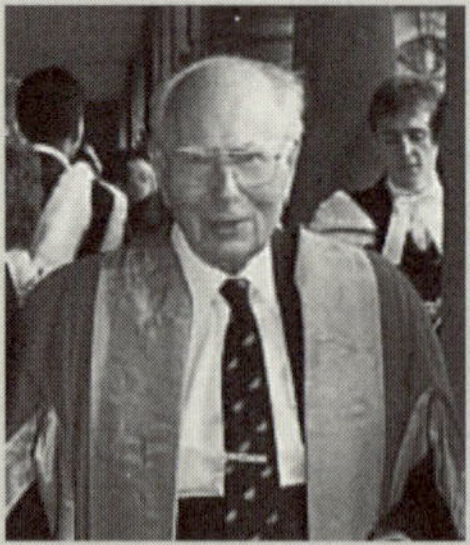

A. F. ハクスリー

ホジキン—ハクスリー方程式　**Hodgkin - Huxley equation**

神経興奮細胞膜の電気的特性のダイナミクスを表現した常微分方程式。ヤリイカの巨大軸索の興奮活動電位の発生と伝搬を実験観察した結果に基づいて作られたが、その基本的特性は神経細胞一般に共通している。英国の生理学者・生物物理学者のアラン・ホジキン（Alan Lloyd Hodgkin）とアンドリュー・ハクスリー（Andrew Fielding Huxley）によって1952年に発表された。二人は1963年にエックルスと共にノーベル賞を受賞している。

ホジキンとハクスリーは、膜電位が一定になるようなフィードバック制御を行いながらその時に流れた電流を記録するボルテージクランプ（voltage clamp）法による実験をもとに、活動電位を引き起こすイオン機構を考えた。膜の特性は電気的には、細胞内外を分ける細胞膜はコンデンサー、イオンの透過性は電気伝導度、膜内外のイオンの濃度差が電池で表され、イオンの濃度差を保つ機構としてイオンポンプがある。活動電位はナトリウムとカリウムのイオンチャンネルの透過性が膜内外の電位差（膜電位）に依存して非線形に大きく変動することにより発生するが、その過程を表したのがホジキン—ハクスリー方程式である。

ホジキン—ハクスリー方程式のなかの電気伝導度の表式に対応するイオンチャンネル（ion channel）の存在は、二十年以上も後の1970年代後半にパッチクランプ（patch clamp）法によって検証され、その研究を行ったネーアー（Erwin Neher）とサックマン（Bert Sakmann）は1991年にノーベル賞を受賞している。イオンチャンネルはいくつかのタンパク分子の集合体によって形成される穴であり、イオンの透過性はチャンネルの入り口にあるゲート機構によって制御されており、透過性は化学的、電気的条件によって大きく変化する。

複雑なホジキン—ハクスリー方程式から、非線形動力学的に重

【金子】その後はどうなのですか。ホジキン―ハクスリーってここで華々しいのですが、その後はちょっと……。

【外山】いや、もうそれで終わりです（笑）。実際色々な仕事をやっているけれども、ブレークスルーにはなっていない。

【篠本】研究者としてのホジキンやかハクスリーのその後は知りませんが、ホジキン―ハクスリー方程式自体は、非線形動力学として、その後、フィッツヒュー・南雲モデル、非線形振動子の理論、カオス理論へと発展して行く、非線形動力学とか非線形数学という大きな数理科学領域の源流なのですよ。神経科学を離れた目で見ても、ものすごく大きな存在感があるのです。

僕はその後のもっと単純化した方程式を学んできた者なので、その立場から見ると何でこんなにコテコテしているのだろうと思うのですが、神経生理学的な実態にちゃんと繋がっているのですね。

【外山】その通り。オペレーショナルには確かに簡易化はできるのですが、実態はこうなのです。

【篠本】そうですか？　結論から言えば実態はそうだけれども、当時そんな実態は見えていなかったのではないですか。

◆洞察をもたらすのは「偶然」ではない

【外山】いや、そうではない。今はパッチで、一つ一つのチャンネルのイオンの動きをコンダクタンスとして測ることができる。それでもホジキン―ハクスリー方程式はゆるがない。微分方程式にしたまではホジキンなのですが、それを解いたのはハクスリーなので、コテコテしたのをこうやったら解けるという洞察を持ったのはハクスリー。

【川人】でも、mの3乗とかnの4乗とかが式の中に出てくるのは、基本的にはカーブフィッティングのはずですよね。しかし、カーブフィッティングで出てきた3だ4だのというのが、実はチャンネルが3量体や4量体というので合っているというところが、ちょっと常人のレベルを突き抜けた洞察ですね。

【外山】いや、あれは3ではなくて、もっと精密に探したら幾つだというのはあったのでしょうが、あれはもう天才なのか偶然なのか、本当によく分からない。3というのは、そんなに重要性はないのですよ、ただのフィッティングで。

【篠本】だけど、外れている部分もあるのじゃないですか。あれ、全部合っているのですか。

【金子】カリウムチャンネルのnが4乗で、それは合っていますね。

【外山】mが3で、nが4。だけど、分子的にも、そういうふうに見るのが一番簡単であるということ以上には分かっていないと思います。細かいことを言えばもっとバリエーションがあり得る。

【川人】それだけ定量的にきちっと実験に裏付けられたモデルであれば、私は「そういうモデルはいいな」といつも思っているのですが、それは評価し過ぎなのですか。

【外山】おそらく次数をどんどん上げていけば、もっと合う可能性はあります。しかしそれはあまり本質的でない。3と4あたりでよく合う、それでいいのではないか。現象論としてヒルプロットで3と4あたりになる。この方程式を説明するモレキュアルなモデルがあるとすれば、三つm分子があってNaサイトにくっついて、h分子が離れないでくっついていれば、Naチャンネルは開くというものである――論文ではそう言っているだけですね。

【篠本】自由パラメーターということで言えば、まだ無数にあるじゃないですか。そっちを動かしておけば次数なんて、もっと別の数字が取れたはずなのですが。ですからあれはちょっと、一種の神がかり状態というか……。

【外山】「simple is best」って、いつも僕は言っているのですが、一番単純なモデルでよく説明するというのが一番大事なことなのです。ですから神がかり状態というか、それが分子的にも裏付けられたというのは驚異ですね。

【川人】そうなのですが、なぜ3か4だったかというのがシンプルから出てきたというよりは、何か幸運もあったのだろうと思うのですが……。

【外山】ヒルのプロットというものがある。そのプロットで見るとやはり4が一番よく合う。

【川人】そうですね、ヒル係数から出てくるのです。だから、ヒル係数にするのは分子反応とかが背景にあって出てきたものだから、それなりにかなり論理のあるものですよね。

【外山】その通りです。単に「幸運」なのではなくて、その洞察の背後にはヒルのモデル観があるわけ。ケンブリッジ学派の。

【金子】ホジキン―ハクスリーの段階でサブユニット分子が四つあって、それがアロステリックに相乗作用でこういくのだと本当に思っていたのですかね。

【外山】ヒルの考え方ってもともとそうなのです。アプローチとしてそういうふうに考えた。だから、ヒルが現象論から微分方程式を扱うわけです。ヒルの数学ってすごいですから。微分方程式をモデル的に解釈する場合には関数の粒子を考える。それはもともとヒルの考え方なのです。

【金子】おそらくベースに酵素反応論があって、アロステリックという考え方があり、相乗作用でそうなるという議論があったはずなのですけれども。ただ、チャンネルがそのように機能するというふうには、ちゃんと予見できていたのでしょうかね。

◆ホジキンvs田崎

【外山】実はこの問題は、膜がヘテロジナスなのかホモジナスかという論争に繋がるのです。これはホジキンと田崎さんの論争です。

田崎さんとしては、先ほども話に出たように、単一神経線維標本で活動電位の基本的な性質については自分たちが記載した。それをホジキン－ハクスリーはイカの巨大神経を使ってボルデージクランプの方法で活動電位のモデルを作り、全部証明してしまったので、非常に悔しい思いをしたとのでしょう。それで考えたと、いうのは詮索のしすぎかもしれませんが、ホジキン－ハクスリーのチャンネル説に対してアンチチャンネル説を提唱したのです。チャンネルというのは、今流に言えば膜があってそこにチャンネルの孔が開いているわけですが、そういう考え方はおかしい。実態はホモジナスであって膜で一様にそういうことが起こっているのだと。

【篠本】膜に孔があちこちボコボコ開いていますよというのが、おかしいと。

【外山】その通りです。膜というのは一様構造であって、そこを拡散する形でNaとかKが通っている。その共同現象としてホジキン－ハクスリーの微分方程式は理解できる。一種の複雑系の物理学で、相転移と称していたものとして考えるというのが田崎さんの主張でした。

日本でも統計熱力学が専門の物理学者や、田崎さんのお弟子さんなどが一緒にやっていた。田崎さんはその頃もうＮＩＨで研究していたのですが、「ホジキン対田崎の論争」という、アメリカの物理科学者なども巻き込んで世界的な論争になった。

【篠本】物理学者から見れば、相転移説の方がうれしいですね。

【外山】そう、そう。チャンネルなんて、膜に孔が開いていて、そこだけでそういうことが起こっているというのはとても不自然で考えられないと。

【篠本】モデルとしてきたないしね。

【外山】確かにそんなきれいじゃない、一様性もない。物理の人というのは、だいたい多様性より一様性を好むので、「simple is best」という意味で言えば、どちらかというと私自身もひょっとしたら田崎さんが正しいかなと思ったのです。

しかし、パッチクランプという方法が出てきて、見たらチャンネルにちゃんと孔が開いていることが分かってしまった。それで一ぺんに勝敗がついてしまった。さらに分子生物学が発達してチャンネルが見えてしまった、Naチャンネルとかアセチルコリン作動性のイオンチャンネルとか。

【川人】ですから、本当にヒルあたりはそういうふうに予見していたのか、と思ってしまうのですよ。

【外山】ホジキンだって、そこまでは確信がなかったのではないですか。せっかくチャンネルという概念で説明したのだから、チャンネルでいいじゃないかと言っただけにすぎないと思うのです。

【篠本】やはりゴルジかカハールもそうですが、こういうのって、一種の神がかり的な見通しでしょうかね？

【外山】というか運が良かったというか（笑）。

【篠本】戦う限りは、オーディエンスとしても、どっちか取らないとならないじゃないですか、関ヶ原の戦いみたいなものでどっちかにつかなければいけない。

【金子】その点、物理屋さんにとっては、相転移というのは魅力だったでしょうね。

【篠本】理論屋的にはそっちの方が色々なことが言えるし……。

【外山】もちろん、そういう論争もあったのです。

◆理論家にとっての教訓

【篠本】ただ、孔が開いてしまったと分かれば、普通の人なら一度はガックリしますね。その後、この田崎さんは……。

【外山】田崎さんという人はガックリしない人でしたね。

【篠本】なるほど、それは研究者として大事なことだ（笑）。

【外山】田崎さんというのは非常に個性の強い人で、日本の生理学会では受け入れられなかったのです。結局、慶応を出てＮＩＨに行ってしまって、「田崎さんが日本語をしゃべった？　いつしゃべったの？」というぐらい絶対に日本語をしゃべらない。萩原生長先生のジョークがあって、田崎さんがあまり日本語をしゃべらないので、ハンダごてをちょっとつけたら「熱っちっち」と言ったとか、それで「初めて田崎に日本語をしゃべらせた」と（笑）。

【篠本】こういう小話を持っているのも大事ですね。ところで、この論争の理論屋への教訓としては、負ける可能性があってもどっちか言っていた方がよかったのか、言わない方がよかったのか、どう思いますか？

【外山】理論屋に対する教訓という意味で言えば……、「やはり運がいい方が勝ち」ということだね（大笑）。これはそのときの運としか言いようがない。その当時は全く保証はなかったと思いますから。

【篠本】言わないのが一番いいのではないですか？

【外山】言わなかったら存在がないわけでそれはだめだけど（笑）。理論家としての生き方という点では、こんなエピソードがありますね。ハクスリーの思い出なのですが、私がＮＨＫ放送科学基礎研究所に行っていたころ、東大には「生理薬理コロキウム」というのがあって、皆さん、そこで鍛えられたのです。薬理の大塚正徳さん、遠藤實さん、野々村禎昭さん、脳研の高橋国太郎さんなどが来て、伊藤教室からはわれわれとか塚原仲晃さん、小幡邦彦さんなどが来ていた。

そこで論文を選んで発表するわけです。3か月に一度程度、順番がきて発表するのですが、これが大変で、江橋節郎先生とか伊藤先生とか、皆さんから強烈に質問が出て、一回では許してもらえず、ビーコン（再試験：ドイツ語で「再来」を意味するヴィーダコンメン Wiederkommen に由来）、トリコン（再々試験：ビーコンの「ビー」がギリシア語で2を意味する「ビ bi」と誤認され、3を意味する「トリ tri」を用いて日本で造られた言葉）まであった。「あなたは結局2時間やったけど、よく分からない、もう一度読み直して次にもっと……」とか（笑）、そういうものすごく厳しい抄読会があったのです。

デビュー戦が大事で。これはモノになるとかならないとかは、デビュー戦で大体分かってしまう。一番印象深かった人の話をすると、薬理の人なのですが話をした、そうしたら大塚正徳さんが厳しい質問をした。そうしたら「さすがやはり先生たちは大したものですね、そういうポイントを突かれて感心しました。さすが専門家って偉いものですね」と言ったんですよ。大学院の最初のセミナーですよ（笑）。心臓というか自信というか、それはまさしく大物でしたね。その人の名前は言いませんが（笑）。で、それがなぜハクスリーに繋がるかと言うと、ハクスリーが2か月ぐらい江橋教室に来たことがあるのです。遠藤實さんがハクスリーの弟子だから共同研究で来ていたのですが、そのコロキウムでハクスリーが講演した。で、くだんの大人物は、才気走ったなかなかのキレ者だから、ハクスリーに対して気の利いた質問した。ところが、ハクスリーが色をなして「あなたのモデルは検証できないモデルだ。検証できないモデルや仮説を考えるのは研究者にとって有害無益である」とピシッと言ったものだから満場シーンとしてしまった。そんな具合で、ハクスリーというのは、すごくまじめでミスを許さない人です。

ところがホジキンというのはそうじゃないらしい。江橋さんに言わせると、ハクスリーは正直すぎて、研究者が育たない、ハクスリーにはいい弟子がいない。ホジキンはおだて上手で、いい研究者が育っている。だから正直は良し悪しだと。

【篠本】その人物が誰だったかちょっと興味がありますが、この場は措いておきましょう。そこでいよいよエクルスの登場ですね。

◆エクルス学派と「クイック・ジョン」

【外山】エクルスは、シェリントンやロレンテ・デ・ノーが確立した反射学の概念を、微小電極を使って脊髄の運動細胞で実際に全部証明した。これが最も大きな貢献です。特にIPSP（抑制性後シナプス電位）をイオンの動きとして全部説明した。それが、冒頭に紹介した、伊藤先生の日本での初仕事に繋がるわけです。エクルスのもう一つの貢献は、微小電極と電気刺激を使って神経回路学、経路学を確立したこと。その典型が小脳の神経回路、これも先に話した例のエクルス・伊藤・センタゴタイの本ですね。

【篠本】いわばシェリントンの思想にのっとって、どちらかと言うと技術的な貢献が大きいと考えるのですか。

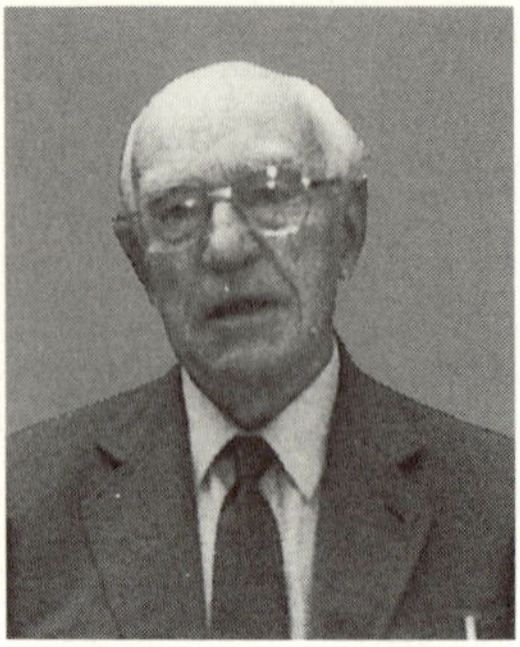

J. C. エクルス（J. C. エクルス『脳の進化』［伊藤正男訳、東京大学出版会、1991年］）

【外山】ＩＰＳＰに関してはそうだと思うし、電気刺激と微小電極記録を使って脳の神経経路を同定するという貢献も大きかったのではないか。

【篠本】微小電極法というのはエクルスが確立したと考えるのですか。

【外山】微小電極法というのは色々な人が使っているわけで、拡大的に言えばホジキン—ハクスリーだって一種の微小電極を使っていると言える。しかし、それを使って一番中枢で仕事をしたのはエクルスですね。しかも、例の本を書いて、計算論のインフラストラクチャー、まさにきっかけを作った。マー（David Marr）の研究に繋ぐ架け橋を作ったという意味で非常に大きな貢献があったと思います。

われわれも「エクルス学派」と呼ばれたのですが、電気刺激と微小電極法を使って脳の神経回路を調べる、そのような一連の伊藤先生も含めた研究者を「エクルス学派」と言ったのです。今ではエクルス学派は少ない。今はむしろ情報表現、ですからヒューベル—ウィーゼル学派の方が多い。

電気刺激を与えてシナプス電位を見ることによって初めて神経回路の繋がりが分かるという、いわばハードウェアのアプローチなのです。回路が分かれば脳が分かるというのがエクルス学派です。

【金子】「エクルス学派」という言葉に関わって、聞いておきたいのですが、エクルスとマウントキャ

「コラム（機能円柱）」の発見

大脳皮質では神経細胞が層状に配列されていることは、神経細胞の細胞体を染めるニッスル染色法を用いたブロードマンなどの研究、あるいはゴルジ染色法を用いたカハールなどの形態学的研究によりすでに知られていたが、マウントキャッスルは皮膚刺激に対するネコの大脳皮質体性感覚野（皮膚の感覚を処理する脳の領野）の神経細胞の反応を微小電極により記録し、同一の体部位に受容野（その部位を刺激すると神経細胞が反応する皮膚の範囲）をもち、同一の感覚種（触、圧、振動刺激など）に対して選択的に反応する細胞が皮質表面から深部にかけて、層状構造に対して直角に並んで存在することを発見した（1952）。さらに、コラムの存在はヒューベルとウィーゼルにより大脳皮質視覚野でも、眼優位円柱（主として右目と左目からそれぞれ主な信号を受ける細胞を含む円柱）と方位円柱（縦、斜め、横など 10 度刻みの傾きのスリットあるいはエッジに対して選択的に反応する細胞群を含む円柱）として確認された（1962）。視覚野では微小電極を円柱に対して斜めに進めると記録される細胞の方位選択性や眼優位性が突然変化するので、円柱にはそこを超えると反応性が突然不連続に変化する境界をもつことも明らかになった。さらにヒューベルとウィーゼルは円柱構造を系統的に調べる研究で ice-cube 構造と呼ばれる規則的な細胞構築をもつことを明らかにした。このような規則的な構造は、個体の偶発的な視覚体験を学習することにより視覚野神経回路が形成されるとするヘッブの後天説では、種に普遍的な視覚野の ice-cube 構造は説明できないとし、視覚野の神経回路の基本構造は先天的因子（遺伝子）により定められているとする先天説を主張し、1960—80 年代の神経科学を揺るがす大論争に発展した。

ッスル（Vernon B. Mountcastle）というのはどういう関係ですか。同時代人ですよね。

【外山】エクルスとマウントキャッスルはわりと仲が良かったのですが、ヒューベルとウィーゼルは、どちらかというとアンチエクルスでした。なぜかというと、エクルスは微小電極を使う電気刺激主義者。ヒューベル（David Hubel）は自然刺激を使う自然刺激主義者。で、ヒューベルとマウントキャッスルは非常に仲が悪いのです。なぜかと言うと、マウントキャッスルが最初にユニットレコーディングでコラムを発見した。

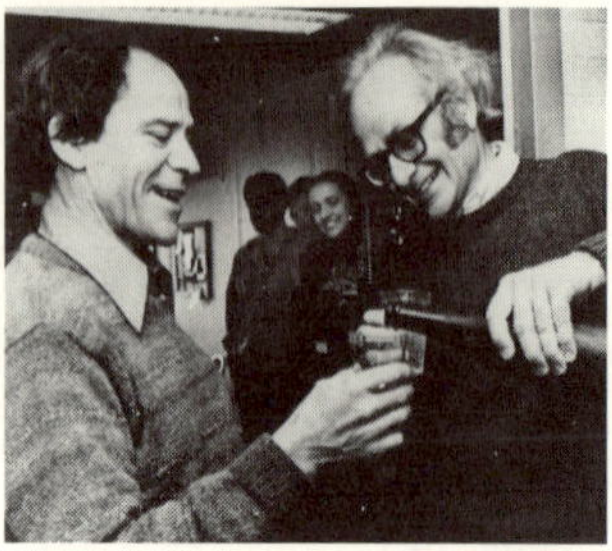

D. ヒューベル（右）とT. ヴィーゼル（左）　(©AP Images)

【金子】コラムの問題では、本当はマウントキャッスルがコラムの言い出しっぺでしょう。

【外山】そうですが、ヒューベルとウィーゼルにおいしいところを全部取られてしまった。いずれにしても、「敵の敵は味方」という感じでマウントキャッスルとエクルスは仲が良かった。私なんかマウントキャッスルには色々引き立ててもらいました。相関解析の仕事を高く評価してくれたのですが、なぜかと言うと、それで出てきたことがヒューベルに反したから（笑）。

【金子】じゃあマウントキャッスルがノーベル賞を取れなかったというのも、そんな関係からですか？　普通だったら一緒にもらえそうな感じがしますよね。

【外山】一緒に取れなかったというか、ヒューベル、ウィーゼル（Torsten Wiesel）と一緒にもらうのを潔しとしなかったというか、とにかくアンチ、ヒューベル―ウィーゼルでしたね。実はこのことは、体性感覚野と視覚野の違いと言えるかもしれません。マウントキャッスルは、「視覚野は特別な皮質で、他の皮質と全然違う、だから視覚野で分かったことは他の大脳皮質には通用できない」という言い方をしていましたね。

エクルスについても思い出はいっぱいありますが、彼は「クイック・ジョン」と言われた。とにかく論文を書くのが速い。それは誰もが認めるところで、伊藤先生の頃、僕の頃でも結構それに近かったのですが、月曜日に実験を始めて金曜日までやってデータを持って行って月曜日には論文が出来ている。土、日で論文を書いてくる。1週間に1個ずつ論文を出している。

【全員】…………。

【篠本】うーむ、みんな、静かになっちゃった（笑）。

【外山】その頃はワープロなんてものは無いからタイプライターですが、彼自身は多分手書きしたのじゃなかったかな。手で書いてきて、それを秘書に打たせたと思う。

【川人】ますます驚異ですね。コピー・ペーストできない状況で、実験と同時に書くなんて。

【外山】実験をやりながら論文の図が出来る。共同研究者に図を作らせるのです。彼は図は作らない。やる前にあらかじめ図の構想が出来ているから（笑）。要するにイメージした図が出来るように実験をやる。毎日毎日実験が終わるたびに「図を作れ」で、図を持って帰って論文を書く。ですから一種のライターですね。「I am a writer」って言っていたから（笑）。

それが「クイック・ジョン」のあだ名の一つの理由なんですが、もう一つは意見をすぐ変える。昨日、こてんぱんにけなしていたかと思うと次の日には褒めちぎる。伊藤先生の「プルキンエ細胞は抑制細胞である」という発見もそのいい例で、伊藤先生は「抑制だ」とエクルスに手紙を書いた。そうしたら「おまえは軽率にそんなことを言っているが、もっと注意深く色々な実験をすべきだ」と言ったのが、ある日突然「あれは偉大な発見だ」となった。そういうふうに突然変わるのです。

それは非常にいいことで、やはり言ったことにこだわっていたらだめで、違うと思ったら瞬間に考えを変えないと（笑）。こだわっていてはいけない。こんなことを言っては何ですが、田崎さんなんかはこだわったからだめなのです。

【篠本】こだわったからだめなんですか？　昨日言っていることと、今日言っていることが違うというのは嫌だな。

【外山】いや、そんなことでは仕事はできない。実験やっている人は歯車だからね。変わろうが変わるまいが図を作ればいい（笑）。エクルスというのはそういう意味で大変な人でした。

4 神経科学前夜

◆ヘッブの業績と対称的な人柄

【外山】エクルスの時代のあと、今の神経科学、つまり「情報」という要素を重視した神経科学のインフラを作った人が、ヘッブ（Donald Olding Hebb）とローゼンブラット（Frank Rosenblatt）だと思います。ヘッブはこれまたパブロフ級に偉大な人で、見ているのは動物の行動だけです。今の認知の基本である反応選択性。ダイナミックアセンブリーと認知が1対1の対応をするとか、それは学習によって獲得されるとか、そのベースにヘッブのシナプスがある。これが全て、行動観察のイマジネーションとして生まれたわけですね。先ほどのカハールやパブロフに匹敵するぐらい偉大なイマジネーションだと思うのです。

そんなヘッブが心理学でどう評価されているか、非常に知りたいですね。

【櫻井】ヘッブの心理学的な実験は、特別なものとして歴史に残っているわけではないです。今、先生がおっしゃったセルアセンブリーやヘッブシナプスは有名ですが、心理学者はそれらを研究対象にしないので、意外と心理学者の中では残っていない。

【外山】心理学としては異端なのだね。

【櫻井】ヘッブのところに留学した著名な日本人心理学者はたぶん1人しかいなくて、白井常という女性研究者です。最初にヘッブの本を翻訳した人で、めちゃくちゃ古風な文体の分かり難い訳をしています。

【外山】ヘッブ学派というのはあまりいない。だから、ヘッブというのは非常に異端の人で、僕はあまりよく分かりませんが弟子があまりいないのです。偉大なわりにヘッブ学派というのが出来ていない。

【櫻井】そうですね。有名なお弟子さんはたくさん出ているのですけど。

【外山】ヘッブはマッギール大の教授だった。ヒューベルもマッギールにいたのです。ヒューベルは視覚心理をやっていて心理現象を実証するような実験をしたいというのでクフラーに呼ばれてハーバード大に来た。そのときスウェーデンで、ユニットレコーディングをやっていたウィーゼルが呼ばれて、一緒にやったらいい研究ができるだろうというので、研究が始まった。ヒューベルは明らかにヘッブの概念を電気生理学で調べようとしたと思うのですが、「いや、わたしは、ヘッブなんかの影響は全然受けてない、ヘッブのセルアセンブリ仮説は全然意識していなかった」と言っていました。

もう1人、僕の友人のシネーダーは、視覚ではかなり有名な研究者ですが、彼もヘッブの講義を聞いたらしいですが、「全然面白くなくて、後ろの席で紙飛行機を飛ばしていた」と言ってました。

【櫻井】多分、カリスマ性はなくて、学派を作るほど強烈な個性はなかった人ではないか。その後の研究者たちも、ヘッブの仮説を単に教科書に出てくる話として捉えていて、それがだんだん「これは大したことなのだ」ということになっていく。

【外山】多分、心理学者も生理学者もヘッブの偉大さに気がついていなかったと思うのです。

【櫻井】それはありますね。

【外山】ところが、多分ローゼンブラットは明らかにヘッブの研究を意識してそれをモデルで説明した。ローゼンブラットの仕事は基本的にヘッブの概念をモデル化しているわけです。認知が反応選択性である、活動と認知の間には1対1関係がある、という風に。僕はそういうふうにしか捉えられないのですが、他に捉え方があるのかどうか、そのへんの意見を皆さんに聞きたいです。

【金子】「セルアセンブリー」というのはすごいコンセプトだと思うのですが、ヘッブ以前にそれに近いことを誰か言ったりしたのですか。

【櫻井】ヘッブのテキストには、先ほどお話に出た、フルトンの本の中にあるロレンテ・デ・ノーの図が出てきます。彼はそのフィードバック回路からヒントを得てセルアセンブリーを思いついたのです。

【篠本】その図でインスパイヤーされたということですか。

【櫻井】この図は必ず彼の本には出てきます。そこから彼は、ニューロンの活動がまだ記録できなかった時代にセルアセンブリーということを言い出した。

【外山】今のいわゆる認知に関する神経生理学の基本的な概念というのはヘッブが与えていると言っても過言ではない。反応選択性がそうですよね。今の言い方でも反応選択性ですが、要するに1対1の対応関係、セルアセンブリー。

【金子】しかし、人間的にはしょぼかった。なんかそのコントラストはいいですね。

【篠本】結果としては残っていますが、研究者の誰も恩義があると言っていないというのは、存在としてちょっと異様ですよね。

【金子】なのに、掘り返されて、今でも議論の対象になっている。

【篠本】その存在感がすごいですよね。

【外山】南雲仁一さんが伊藤先生に言ってましたが「神経生理学はヘッブで終わりですね、学習に関して言えばそれ以上のものは出ていないでしょう」と。確かにそうなのです。

【櫻井】調べようがなかったでしょう。彼はセルアセンブリーを1949年に言ったわけだけど、じゃあ、どう調べたのか。

【外山】どう調べるか、ということになれば、ヒューベルとウィーゼルの名が上がるわけです。そうとしか思えないのですが、ウィーゼルはそんなことは言わない。「私は全然影響を受けてない」と。

◆ローゼンブラットの位置付け

【篠本】このあたりで、ローゼンブラットに話を移しましょう。

【外山】学習その他の研究史を考える上ではローゼンブラットの影響は大きい。ローゼンブラットの仕事は理論的に言えば色々議論すべき点があるだろうと思うのですが、シナプスをあるルールで、特に間違ったときにシナプスを増やしたり減らしたりすることによって、学習できるということを示したということ、要するに学習方程式の収束定理で示したということは非常に大きなインパクトがあったと思います。

【篠本】もちろんそうですが、インフラとしての偉大さはありますが、結局、マーという人が出てきて、そのありがたみが神経科学として位置付けられたという感じではないのですか。

【外山】そうかもしれない。後から見ればマーの前にローゼンブラットがいた。

【篠本】と言うより、ローゼンブラットがいなかったらマーはないし、そういう意味では絶対欠くことはできないのですが、多分、ローゼンブラットは、ユニバーサルな計算機械として追求していたのではないか、と僕は思います。ともあれ、パーセプトロン（perceptron）というものを通して理論と神経生理学が結びついたというのが、神経科学が電気生理学から一歩前に進んだ大事な要素だとは思うのです。

【外山】その前にだってあるのですよ。例えばマッカラック―ピッツの研究。レットビン、マツラナ、マッカラック、ピッツの「What the frog's eye tells the frog's brain」(1959)という論文があるよね。

【川人】面白い題名ですよね。

【外山】ヒューベルとウィーゼルはどちらかと言うとそっちの影響を受けたというのです。レットビンの論文では、虫のディテクター、特徴抽出のディテクターがテクタムにあって、それは虫の色々な動きとか方向とか何とかに対して反応選択性を持った細胞で、その細胞が活動することによって虫の動きとか虫そのものが認知されるという。今から言えば、どちらかと言うとアイデア先行の論文なのですが、本当の意味で特徴抽出の論文の原点なのです。その基礎になっているのはマッカラック―ピッツの論理細胞。そういう意味で、理論の一番の原点を言えばそこだと思います。その次はローゼンブラットということになるかな。

◆電気生理学とコンピュータ——The Cerebellum as a Neuronal Machine

【篠本】ローゼンブラットの前にはマッカラック―ピッツが必要だったわけです。ですから、その順序は確かに大事なのです。ローゼンブラットのパーセプトロンが準備された。それとその前のエクルス、伊藤、センタゴタイの本が、神経科学の現代化の一つの大事なインフラといえましょうか。

【外山】あれはどちらかと言うと問題点の指摘ですね。神経回路はみんな分かっちゃったよと。タイトルとしても“The Cerebellum as a Neuronal Machine”となっていて、中のセクションにも、最後の方に「Cerebellum as a Neuronal Machine ?」と「?・」がついている。あと、色々書いてあるのですが、今、読んでみると、電気生理学で分かった神経回路が書いてあるだけで、それがどういう計算をしているかということは全く書いてないわけです。それの答えが見つかるきっかけを与えたのがマーの論文ということになるので、やはり「計算論の夜明け前」がエクルス、伊藤、センタゴタイの1967年の本だと思うのです。

【篠本】プルキンエ細胞の整然とした配列が知られていて、小脳は五つの細胞から形成されているということなど、回路図がほとんど書けていたわけですね。

【外山】その問題だけではなくて量的な問題があるのです。クライミング・ファイバーが1個の神経細胞に1本であると。それに対してパラレルファイバーは少なくとも数十万ついている。そういう数的な対比が非常に大事であるというのは当然考えられていて、それが一体何を計算する装置なのかを考え始めたわけです。こういったことを考え始めたのは、この本が初めてなのです。このように、問題が与えられた。だから「皆さん、解いてください」と言ったのですが、誰も解けなかった。それを解いたのがマーだというのが、私の考え方です。

その意味で現代神経科学の夜明け前というか、夜が明けるきっかけを与えた本だと思うのです。

【篠本】ディスクリプションというか、データをきっちり出して、それから、問題を提起した。

【外山】コンピュータという問題意識もあったわけです。「コンピュータ」と明確に電気生理学者が言い出したのはこのときが最初なのです。

いままでの神経科学というのは相関主義ですよね。実はエクルス、伊藤、センタゴタイもハードウェア的な相関主義を出ていなかった。信号を作っている回路が何かを明らかにするというのがハードウェア的な相関です。どの回路がどういう信号を作っているか、どういう機能を生み出しているか……。すなわち「前期の電気生理学」は信号、刺激、収縮とか、いわゆる強度の相関しか見ていないわけです。情報的な相関は見ていなかった。この情報的な相関についての研究が大事だというのを言い出したのがヒューベルとウィーゼルです。つまり個々の細胞の神経活動が脳の情報処理のどういう情報をコードしているのか。

反応選択性を調べるということが神経活動と情報的な相関を調べることになる。その問題意識の根源にヘッブがある。反応選択性として神経活動がコードして情報を調べる。そういう発想はそれまではなかった。ヒューベルとウィーゼルで初めてそういう発想が出てきた。

【篠本】何となく雰囲気は分かるのですが、概念として、情報的な相関というのはどういうことでしょう。

【外山】反射学とかエクルスの神経回路というのは、いわゆる情報表現の空間しか考えていなかった。

２次元とか非常に限られた空間。実はそうではなくて、認知と言った場合の空間はものすごく多次元である。多次元の空間の相関を調べるには反応選択性というようなものを調べて、「一体、この細胞が空間のどの情報を表現しているかということを調べるべきである」と言ったのがヒューベルとウィーゼルだと思うのです。

【川人】筋肉がどれだけ力を出すかは色々説明できる。一方、ある物体があってそれを認識するとかしないとかいうのは、外山先生が言われたように、パターン認識とかパターン分類の話。パターン認識、パターン分類の話と、筋力がどうしたら１キログラム重の力を出すのか、あるいは２キログラム重出すのかというのは違う話です。反射学は一つ一つの細胞の個性についてはあまり言わないわけですから。回路で全体としてどれだけ力が出てくるかということは説明しますが。

【外山】スカラー的な相関とベクトル的な相関の違いですよね。

【篠本】扱おうとしているモノが違うから次元が違うのであるというように考える、筋肉と視覚では次元がまるっきり違う。同じものに対して回路主義的な相関と情報のコーディング、相関という意味で、同じものに対してモノの見方として分けることができるのか。題材をこっちはものすごくコンプレックスなものを扱おうとしている、こっちはものすごく単純なものを扱おうとしている、そういう量的な違いなのでしょうか。

◆ハードウェアの相関からソフトウェアの相関へ

【川人】結構面白いところなのですが、ちょっと先走ります。マーとかアルバスの小脳の理論は、パーセプトロンに基づいているから、パターン認識の理論なのです。伊藤先生が実際にそれを証明しているところは眼球運動で、結局、1次元とか2次元とかスカラーの話なのです。

【外山】伊藤先生が成功したのがそこにある。そういうふうに次元を非常に限って眼球運動という標本を選んだ。そこにあると思います。

【川人】もう少し言わせていただくと、それは小脳のフロックルス（片葉）とかベントラルパラフロックルス（腹側傍片葉）みたいなところを見ている。ですから、眼球運動を制御する筋肉の座標の1次元、2次元でいいのか、それとも小脳全体がそういう簡単な計算をしているのか、実は未だに分かっていない。

【外山】伊藤先生は、結局、先ほど言われたスカラー量的相関を使って調べて小脳の計算の本質を明らかにした。そういう行き方はもちろんあり、それはエクルス的な行き方なのです。前期の電気生理学というのは、刺激に何を使うかにも非常に依存していて、自然刺激を使えば必然的に多次元になるわけです。そしてそれらの相関を調べたら必然的に反応選択性とかヒューベルとウィーゼルのやり方に行き着く。勝負をしている土俵が違うというべきか、スカラーで分かることとベクトル的な研究で分かることは質的に違うのです。そういう研究を作り出したというところがヒューベルとウィーゼルの偉いところです。

【篠本】マーもベクトル的と考えるのですか。

【外山】マーはベクトル的だよね、パーセプトロンは多次元だもの。

【川人】彼の理論の本質はコドンでしょ。コドンはパーセプトロンの連合層細胞での表現そのものですよ。

【外山】スカラー量からベクトル量へという発展があって、それが後期、すなわち今の神経生理学で主流になっている部分です。それがヒューベルとウィーゼルです。

【川人】ちょっと悪口を言わせてもらうと、ヒューベルとウィーゼルって偉大だと思いますが、結局、パッと針を刺しておいてこっちで色々変えて「色々なのがありますよ」という。そういう仕事ってここ何十年間か主流になっているじゃないですか。でも、神経回路学ってもっと違いますよね。きちっときちっと、繋いで、こうなって、こうなって、ああなるというように。

【篠本】因果的ということですね。

【川人】そういうふうにやりますよね。だから、言ってみればヒューベルとウィーゼルというのは、回路としてのハードウェアから何が計算され何が出てくるかということをちょっと脇に置いておいて、おいしいところだけいただきましょうという学問体系を始めた人たちのように見えるのですが。

【篠本】僕は、そっちの方がすっきりするんですよ。

【川人】回路学はなかなかベクトルとかパターン認識とかにいけないのですが、少なくとも積み上がったことはハードウェアとしてしっかり支えられている。だから、因果関係とか構造に支えられた機能とかいうことに関してはよく分かる。

【篠本】その点で、ちょっと話の筋を戻すようですが、昔の反射学というのはどちらかと言うと相関主義というよりは因果主義的に物事を捉えよう、としていたのではないですか？　構造があってその構造の上に反応があるという感じで因果的に捉えようと。

【川人】反射学って僕が知っている限りはやはり現象論なのですよ。中のことに関しては推測していたわけでしょう。中のことが本当に分かるのは、先ほど外山先生が言われた神経回路学をして初めて回路のことが分かるわけですよね。

【篠本】それも含めるとそういう因果的な把握の仕方をしたいという……。ヒューベルとウィーゼルというのはどちらかと言うと本当に相関ですよね。

【外山】でも、ハードウェアもやはり相関の範囲を出ていないのですよね。結局は、ここに機能があるという確証がなければ、そこを調べても意味がないわけだから。

例えば小脳が学習を司っていると言っても、それが証明されればしっかりした「相関だ」と言いますが、それができなければその議論が成り立たない。反射みたいな単純なものに関して言えばそういう証明はしっかりできますが、ちょっと複雑なものになるとそれはできないわけです。ですから、どっちもどっちだと僕は思う。

だから、相関という制約は、シェリントンが懐疑的であったようにやはり自ずから限界がある。それ以上の方法を見つけないと次の一歩になかなか進めないという感じはありますね。

例えば先ほど言ったように、色々観察手段は増えますが、その相関主義の限界を超えるような手段が生まれるかどうか。究極の手段が仮にあったとしても相関主義の制約はやはり超えられない、ということはあるのですね。

【篠本】分かります。

【外山】僕は、今言ったハードウェアの相関とソフトウェアの相関の問題は、相関を取る相手が違うのだという、あるいは多次元と単次元の違いという以上に、あまり議論してもスキッとした概念は生まれないのではないかと思う。

【金子】スカラー対ベクトルというよりは、自分の言葉で言うとボトムアップ対トップダウンで、ヒューベル─ウィーゼルでトップダウンのサイエンスが始まっちゃったのだな、という理解は当たりませんか。

【外山】トップダウンというのはちょっと違うな。中身を触らないで相関を取るのか、神経回路的な中身まで意識して相関を取るのか、そういう違いにすぎないと思う。どっちも究極の行き方ではあり得ないと。

【篠本】スカラーvsベクトルはあまり見つめようとするとややこしくなりそうなので、ここらへんで止めますが、やはりマーの小脳モデルが、神経科学の現代化にたいへん大きな影響を与えたことは疑いようのない事実だと思うのです。何かステージが変わったわけですね。そのステージが変わったことで何が重要となったのでしょうか？

【外山】情報と神経活動が何をコードしているかということを調べるという視点がヒューベルとウィーゼルによって開かれた。これは間違いないです。だから、情報に研究の視点が行った。

ではマーは何故重要かと言うと、情報表現を生み出す計算に視点を持って行った。だから「情報から計算」という発想の転換、発想の方向性を与えたというところがマーの偉大さと思います。計算というものを初めて神経科学に意識させたと言っていいと思う。

【篠本】それは大きいですね。

【外山】その前の世代、ローゼンブラットとかマッカラック―ピッツの議論というのは「ああ、これは理論畑の人が言ってるわ」と受け止められた。だから「神経科学に関係があるかもしれないが、あまり大したことではないな」という受け止めだったのですが、ヒューベルとウィーゼルは、「計算というのを意識しないと脳が理解できないのだ」あるいは「意識すればより良く理解できる」ということを初めて示したというところに偉大さがあると思うのです。

【篠本】回路学やその前の枠組は、どちらかと言うと力学的な理解に近いような面がありますよね「ここをたたいて、すると何が伝わって……」という風に。

【外山】そう、そう、半分自動機械みたいなね。

それからもう一つは、やはり神経経路図からこれは何をやっているだろうという計算を考えるイマジネーション、これはマー特有のものであって誰も真似できないと思うのですが、その才能を示したということがやはり偉大だと思うのです。

5 神経科学の時代

◆「偉大な理論家」とは、どこが偉大なのか?

【川人】いよいよ、マー(David Marr)の話、つまり現代神経科学の時代ですね。ご存じのようにマーという人は、ケンブリッジのトリニティーカレッジで1966年に数学の修士号を取っています。ジャイルズ・ブリンドレー(Giles Brindley)という人が彼のメンターで1969年にはドクター論文を書き、それがその後の有名なマーの三部作になっているわけです。ブリンドレーという人は、マーが師事するようになる前、１９６４年に既に小脳の理論に関する、僕から言えば一番肝心なことを言っています。すなわち、平行線維と登上線維が同時に活動したとき、それはヘッブの言うシナプス可塑性になっていると指摘したのです。登上線維が強力なので必ず興奮が起きて、だから平行線維からプルキンエ細胞へのシナプスが強化されると。

その意味でもマーはブリンドレーをそのまま援用して、シナプス伝達効率の変化の正負の方向に関しては間違うのですが、アルバスは正しく、「減る」と言うわけです。それから「小脳は運動制御に役立っていて、大脳皮質が始めた運動を実際に遂行するためには、小脳が次々に正しい信号を出さなければいけない」ということを書いている。私の手元に、１９６４年のブリンドレーの短い論文がありますが、69年にはブリンドレーの単名でもう少し詳しいことを書いていて、そういうことは全部言っています。

ですから、普通、マーの小脳の理論と聞いて僕らがキーワード的に思いつくのは「登上線維、平行線維、学習、大脳の機能が小脳に移る」ということですが、実はマーが本当にオリジナルに付け加えたもので本質的なところはどこかと考えると、やはり小脳が「パターン認識の機械」であるということを強烈に主張した点と、コドン仮説なのです。しかし、パターン認識に関しては、僕らが今知っている限りでは多分間違っているのですね。小脳というのはパターン認識をしているわけではなくて、常時流れてくる連続的な時間情報を、また常時流れ出ていく連続的な時間情報に換える計算機械なので、パターン認識の機械ではない。

【外山】ただ、パターン認識とは何か、色々定義があるわけで、そのへんをどう考えるかによって、評価はだいぶ違うと思うのです。

【川人】運動制御にパターン認識はないと思うのですが。

【外山】でも、入力に基づいて適切な運動指令を出すということで言えば、それはパーセプトロンでも運動機械だと見なすことができるわけでしょう。

【川人】時間の概念がどのように組み込まれるかということだと思うのです。状態が連続的に変化する、つまり連続時間の枠で考えるというのが運動制御の計算論から見た本質ですが、パターン認識というのはいわば時間がなくてよい。絵を見せられたときに、これはおばあさんの顔と認識するか、あるいは陶器の壺か、というのがパターン認識ですよね。

【外山】マーの論文では動的な概念が全然ない。ただ、それがないから間違いだというのはどうか。

【川人】もちろんマーの偉大さをこき下ろすつもりは全然なくて、マーの仕事の中では、『ビジョン——視覚の計算理論と脳内表現』の中の第1章、「計算理論が必要だ」と言っている部分を最も高く評価しています。マー自身は、「自分の小脳の理論がひどく間違っているとしたら、自分自身大層驚くだろう」と後年に言っていますが、「ただし、計算論のアスペクトは小脳の理論にはなかった」と告白しています。

【外山】マーの後半の部分の計算論は確かに違うが、「情報から計算へ」という観点で言えば、マーの話には小脳の計算が入っている。コドンというのは計算です。

【川人】ただしそれは言ってみれば間違った計算なのです。僕の目から見ると小脳がやっているのは運動制御の計算で、運動制御の計算というのはパターン認識の計算と違う。ところが彼は回路を見て、結局、小脳はパターン認識をしていると思ったわけです。ここからコドンセオリーが出てくるのですが、パターン認識という部分が間違っているのと、コドンセオリーで言っている組合せで顆粒細胞が発火するというのも、マイケル・ハウザーたちの最新の仕事によって、はっきり違うというのが分かってきた。そういう意味で、僕自身は、マーの小脳理論の最も偉大なところは、みんなを信用させるような素晴らしいストーリーテリングであると考えているのです。

【篠本】ストーリーテリングというのも大事でしょう。

【川人】最も本質的な登上線維、平行線維、長期増強といった概念はブリンドレーを援用している。自分で新たに付け加えたパターン認識とコドンセオリーに関しては、今の知識からすると間違っている。しかしこんな風に、巨人の肩の上に立って「彼のこの部分は間違っている、この部分は間違っていない」とか言うのは、20年なり30年がたったりすれば簡単ですから、それでどうのこうの言うつもりはありません。私としてはマーの功績というのは『ビジョン』の第1章と、たくさんの人を興奮させた、狂熱させた素晴らしい論文の書き方、それを評価したいと思うのです。

【外山】なるほどね、コロンブスは東インド諸島に着いたが、それを「アメリカ大陸を発見しました」と言ったところが偉いということか（笑）。

【川人】そうですね。

【外山】当たらずといえども遠からずであって（笑）。

【篠本】一般に歴史的な研究というのは、調べてみるとその前に同じような主張があったという話は

コドン仮説

マーは、小脳の神経回路をパターン認識を行うパーセプトロン的に理解していた。すると、顆粒細胞は、パーセプトロンの連合層に対応し、ここでどのような表現が作られるかで、パターン認識能力が決められることになる。マーの理論では、1個の顆粒細胞は、平均5個の苔状線維入力の数個が同時に発火したときにのみ発火するとして、この組み合わせをコドンと呼んだ。このメカニズムにより、苔状線維レベルでは大きくオーバーラップしていて、分離の難しかったパターンも、顆粒細胞層で重なりの程度が少なくなり、パターン分離、ひいてはパターン認識がしやすくなると提案した。最近顆粒細胞からの記録が *in vivo* でできるようになり、1本の苔状線維入力がほぼそのまま顆粒細胞の出力となることが分かってきて、コドン仮説の前提が崩れた。またそもそも、この仮説は、小脳がパターン認識をしているという仮説に基づいている。

どの世界にでもたくさんありますが、僕は不勉強でブリンドレーという人を全然知らなかった。

◆理論の提示の仕方とは

【外山】先ほど紹介されたように、ブリンドレーは色々なことを言っていますが、逆に言うと「言い過ぎている」。それで、肝心な部分がフォーカスされなかった。マーは大事なところにフォーカスを持ってきた、それで後世に残った。そういう例は結構ありますよ。つまり、ある理論を提示するとして、その枠の中で色々な可能性をいっぱい言うと、かえって散漫になってしまう場合がある。それではだめなのです。

ブリンドレーはものすごく分かり難い。伊藤先生に「読め」と言われて彼の論文を読んだのですが、いっぱい色々なことを言っている。小脳でも大脳でもどこでもいい、よく読めばなるほどと思うことが書いてあるのだが、ざっと見ると脳一般について言っているわけで、「小脳はこうだ」というところにフォーカスが行かない。

【川人】面白いのは、伊藤正男先生の『ニューロンの生理学』という1970年頃に出た教科書の中に、ブリンドレーの「10タイプの可塑性シナプス」というのが紹介されていて、1から10型までが並んでいて一応10型が小脳だって言っている（笑）、つまり何でも言っている。

【外山】フォーカスしていない。ブリンドレーの論文は非常に難解かつ色々な可能性を全部言っているわけで、やはりマーとは違う。

【篠本】理論家の論文はもっと魅力的に書かなければいけない、というのが教訓ですか？

【川人】もう少し本質的に言うと、理論というのは間違っていて当たり前と思うのです。正しい理論なんて最初から出てくるわけはない。いつも書き換えられるわけです。理論の本当の価値というのは、どれだけ人々を興奮させて新しい実験を動機付けたか、とか新しい理論家をその分野に引き込んだか、というところにあって、そういう意味でマーの小脳の理論は最高だった。ただ、正しいかどうかというのはまた別の問題。

【篠本】マーの『ビジョン』なんかを読んでいても、嘘だと思っても面白い。

【川人】彼の視覚理論はもっとひどいでしょう。

【篠本】いや、興奮させますよね。サイエンティフィック・フィクションというか、マーは面白いというかひきつけるものがありますね。

【外山】そう、そう、興奮させる。逆に面白く書くから間違うわけですよ。間違わないようにと書いたら面白くないのです。本質的なところだと思ったら、その本質を大胆に追求して、理論で言えば言い過ぎるわけ。細かいことを言いだしたらヒューベルとウィーゼルだっていっぱい間違っているところがあるわけだから。

【篠本】そういう方がいい理論研究であると……。

【外山】うん。つまり、間違ってもいいんですよ。「クイック・ジョン」じゃないですがすぐ修正すればいい、次々と修正する（笑）。それを人に指摘されて修正するのはあまり良くない、自分で直す（笑）。

僕はいつも「ノーガードの論文を書くな」と言う。ノーガードで撃たれたら致命傷だけど、ガードを入れておけば撃たれたインパクトは小さくなる。

【篠本】ガードってどうやって入れるんですか。

【外山】「ここはこうかもしれない」とか、「色々こういうことをやりました」とか、色々なガードを固めた論文を書かなければいけない。

【篠本】僕なんか、川人さんのスタイルというのはマーの継承者ではないかと思っている（笑）。

【川人】どこの部分が？　間違うという意味で？

【外山】だから、マーを批判するんだ。

【川人】『ビジョン』とそれ以前の三部作って全然違うでしょう？

【外山】それは違うでしょう。ただストーリーテリングという意味では同じだよ、根本的に（笑）。

【川人】自分が研究するためには、周りにいる人のことを悪く言わなければいけないじゃないですか。マーが偉大だと思って、もうそれでおしまいだったら自分で研究できなくなるから。

僕が思ったのは、前半の三部作というのは彼が言う計算理論の側面とか、アルゴリズムの側面、表現の側面はすごく抜け落ちている。ところが、『ビジョン』の方は、今度は回路とかハードウェアとかいった部分が飛んでいて、一人の人とは思えないぐらい。１９７０年を境にして違うことをやっていて、やはり両方が合体していないと、正しい結論にはとても到達できないのではないかと思う。つまり回路と情報表現がいつも行ったり来たりしない限りは前に進めないとは思うのです。だから、僕がマーに似ていると言われたとき、彼の前半と『ビジョン』後とどっちに似ているのか、気になりますね。

【外山】どっちでもいいんじゃないか（笑）。というと身も蓋もないから、もう少しマーを評価すると、彼の三つの論文は、神経回路から、それは何をやっているか、計算を読み取るという仕事です。しかしあの三つの論文を書いて、彼はこれでもう限界だと思った。彼はいつもカハールの本を持っていて、それを見ながら、いつも何をやるべきかというイマジネーションをたくましくしていた。で、自分の三つの論文には限界であって、だからこういう仕事はやめると言ったのです。じゃあ次に何をやるというのはあまり言明していなかったけれど、結局その後は、視覚の計算論に行ったわけですね。マサチューセッツ工科大学（ＭＩＴ）の人工知能研究所（ＡＩ）に参加した。

しかし、それでただでは起きないのがマーの偉いところで、視覚の計算論という言い方は誰もしなかった発想です。ＡＩでは、コンピュータに視覚を持たせようということだけ考えていたのですが、それを使って、視覚認知は、結局、不良設定問題を解かないとできないのだ、という点に視点を持っていったのがマーの偉さだと思うのです。不良設定問題を考え出した。それを解く神経回路も考えた。これが例の立体視のモデルになったわけで、やはりマーというのはそこが偉い。見極めをつける。凡人だったら「柳の下に泥鰌」で、同じことをもっとやろう、論文を書こうと言って駄作を続けるのですが、それをしなかった。MITの他の人々は視覚情報処理のテクノロジーに頭を奪われていたのですが、それを「視覚の計算論」ということで、とにかくサイエンスの視点に持って行った。そこはやはり偉いと思います。

【篠本】やはりすごく大きくて、象徴的な問題設定というのがありますね。不良設定問題の設定というのは、理論屋にとってもすごく刺激を与えた。

【外山】問題意識を持っていた。問題意識が素晴らしい。

【川人】ただ正確に言えば、不良設定問題という言い方はマーは示していなくて、ポジオが言いだした言葉づかいだし、それがベージアンでどうのこうのというのもポジオが言いだしたのです。MITのコンピュータビジョンの人たちなどは、「マーが言っていたことなんて10年前、20年前から全部分かっていた」と悪口を言う。でも、そうした既存の事柄を言い換えて皆を感銘させるのがうまいのです。

【篠本】読んでいてワクワクするのです。だからあれは面白い。

【外山】もちろん、MITの連中は「気づいていた」と言うけれども、それはコンピュータの情報処理上の問題として気がついていただけであって、要するに局地戦で気づいていただけです。やはり総論で気づかなければだめなんだ。

【篠本】そうだと思いますよ。やはりあの人には天才性がありますね。そして川人さんも、それなりにその韻を踏みながらやっているのではないですか。

◆『ビジョン』第1章のインパクト

【川人】すごく影響されましたよ。「小脳の理論」とかは、学生の頃に多分読んでいると思います。そのときはあまり感激しなかったのですが、『ビジョン』の第1章は本当にむさぼるように読みました。

【外山】対話ふうに書いてあるところが面白いよね。それで「脳の研究というのは三つのレベルがある」と。これも今考えれば当たり前なのですが、あれも誰も言わなかったから、「なるほど」と唸らせた。

【川人】僕は、あれこそ本当にオリジナリティーがあると思うのです。先人は誰も言っていない。

【篠本】そうなんですか、僕は、あれ、全然面白いと思わなかった。当たり前じゃないかと。むしろビジョンの中身のストーリーの方が面白くて、なぜ、あんなことを標語的に言うのだろうかと。

【川人】そうかなぁ……。でも、人工知能を扱っている人とか、コンピュータビジョンをやっている人は、多分、第二の表現とアルゴリズムのレベルと第三のハードウエアのレベルがあるのは当たり前だと思うけれども、第一の計算理論のレベルってそう当たり前だと思わないのではないですか。

【篠本】インプリメンテーションですか？

【川人】いいえ、計算理論のレベルです。表現とアルゴリズムまではあって当たり前ですよね。ロボットの問題とかビジョンの問題とかを解いているときは、みんなそれを意識しながらプログラムに書いたり計算機を作ったりするわけだから。でも、そもそもなぜそういう問題が必要なのか、という問いがない。

◆誤差信号の制御を実験で証明——伊藤正男の偉業

【外山】心理学的というべきか、いわゆるソフトウェア的な機能の研究はあった。それを計算というふうに言い直す、「考え直してみましょう」というところがやはり偉いのですよ。

もう一つ、伊藤先生の話に関わるけれど、マーというのは「教師信号」、こういうと川人さんは反対で「誤差信号」と言いたいですよね（笑）。まあ、どっちでもいいんだよ。そのあたりをごちゃごちゃ言うのはあまり意味がない。とにかく「教師信号」という概念を出していた。それが誤差信号であるということを証明したところが伊藤先生の非常に偉いところで、結局、クライミング・ファイバーがどういう情報を運んでいるか、制御誤差の信号を運んでいるのだということを実験で示した。具体的に言えば網膜の前庭眼球運動反射なのですが、前庭眼球運動反射は頭を動かしたときに視ているものがブレる。視覚形態は動きに非常に弱いのでブレると困る。だから、頭を動かしたらちょうど正確に反対方向に眼を動かして、視ているものが網膜の上で動かないようにする。それでもブレる。制御誤差が出る。それが網膜誤差信号であって、それをゼロにするように小脳のフロキュルスの部分が眼球運動を制御している。これを示したのは伊藤先生の功績なのです。

僕に言わせれば、神経生理学者では計算論の仮説を実験で証明したのは伊藤先生以外にない。本当にいい仕事だと思うのです。ノーベル賞に値すると思うのですが、残念ながら今のところノーベル賞には行っていないけど。

【篠本】 神経科学の一つの到達点みたいな……。

【外山】 計算論的神経科学の原点なのです、到達点というよりは。

【篠本】 それにしてもすごいアチーブメントで、現代神経科学の一つの誇り得るべきスタイルを打ち出した。「現代神経科学」はそういうものを素材にしながら進んでいるわけですね。

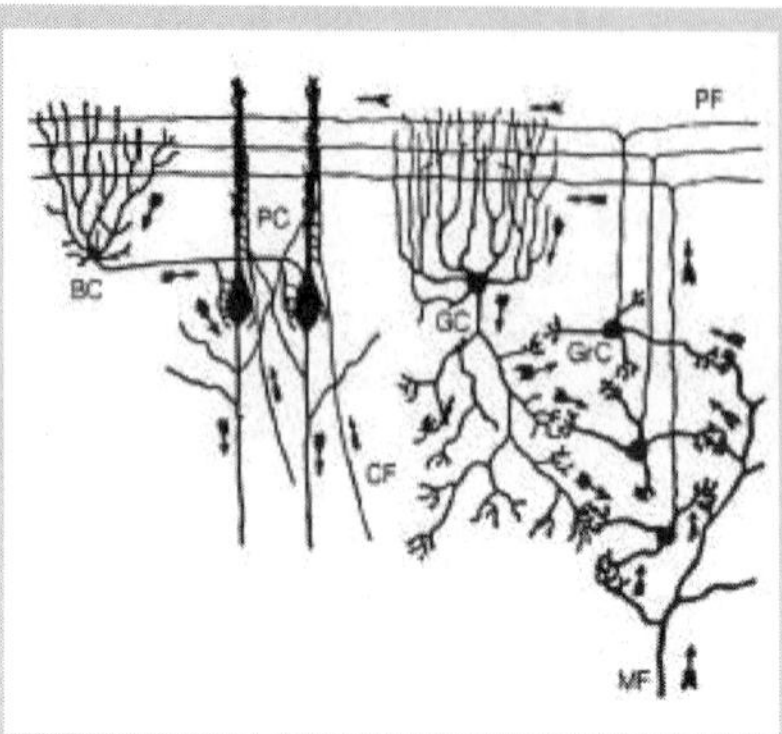

小脳の神経回路。ラモニ·カハール S. Ramon y Cajal (1904: English translation 1995) から編集改変した G. M. Shepherd (1998) より採録。

成という興味に移っていった。そこでマーは「視覚情報処理とは画像から外界に何があるかを発見するプロセスである」として視覚情報処理における計算レベルを以下の 3 段階

1. 計算理論（なにを、なぜ）
2. 表現とアルゴリズム（どのように）
3. ハードウェア（物理的にどのように実現するか）

に分け、その階層ごとに理解・解決をはかることができるとした。計算レベルの階層化の考えは、視覚研究に限らず広く神経科学全般に大きな影響を与えた。

マーの研究の特徴は、行動主義によっては到達出来なかった高次脳機能を理解するにあたって、トップダウン的に「内部表現」仮説を提唱し、実験家にその検証を問いかけるというもので、今日では脳研究の標準的スタイルとして受け入れられるようになっている。

デイビッド・マー　**David Marr 1945—1980**

計算論的神経科学研究の創始者。英国ケンブリッジ大学にて学部では数学を修め、大学院では神経科学を修めた。1969 年に提出された学位論文において「小脳パーセプトロン説」を提唱。マーの理論では、小脳出力細胞であるプルキンエ細胞がパーセプトロンの出力素子にあたるとし、プルキンエ細胞に結合している登上線維が、細胞出力の誤差信号を伝達し、誤り訂正学習が行われると考える。プルキンエ細胞に信号を送る顆粒細胞の数は非常に多く、プルキンエ細胞の数の 1000 倍程度ある。マーは、入力情報は顆粒細胞の非線形変換を通して（パーセプトロン中間層の）高次元空間へ変換され、（最終段の）線形分離性が高められると考えた。

この理論が出現する以前から、神経生理学者は小脳プルキンエ細胞の整然とした配列に注目し、「小脳は計算機である」と考えていたが、そのはたらきは理解できずにいた。マーの理論は神経生理学者に大きな衝撃を与え、直ちにその説を確認する実験が行われた。その検証は容易には実現しなかったが、やがて伊藤正男が神経生理学的検証に成功した（1980）。

マーはその後「古皮質の理論」（1971）の論文を書いた。古皮質の理論では、新皮質と海馬の神経ネットワークにおいて自己想起モデルと相互想起モデルが組みあわされることにより、記憶情報の書き込み、保持ができるとした。この古皮質の理論も以後の神経科学に大きな影響を与えている。

その後マーは英国から米国 MIT に移り、これを機に視覚研究に没頭した。網膜や初期視覚野の情報処理機能に関しては神経細胞回路網レベルの情報処理機能に対する考察が行われたが、さらに立体視から高次視覚情報処理の段階では、神経細胞回路網レベルの構成という興味からはなれて、機能モジュールのマクロな構

◆ギブソン主義の功罪

【外山】ところでこれまでは、ギブソン（James Jerome Gibson）について論じられなかったですね。ギブソンの心理学分野での功績は良く知られていると思うのですが、ギブソンが今の神経科学にどういう影響を与えているのか、そのへんを少し、特に櫻井さんにコメントをしていただいてもいいのではないか。

【櫻井】ギブソン、よく知らないのです（笑）。すごく表層的なことしか知らないから。

【篠本】そんなコメント……。神経回路学会の公式の討論で、櫻井さんが「ギブソン、知らない」ってコメントした。これは議事録に記録せねばいけないね。

【外山】ギブソンて二つの時代があるのですよ。ただ、後期のアフォーダンスとか何とかいう議論は、僕から言えばあまり賛成できないなあ。

【篠本】僕、あれ好きなのですよ。

【外山】あなたはちょっとネチャネチャしているから（笑）。まあ、アフォーダンスについてはまた議論するとして、その後半のネチャネチャした部分はあまり好きではないですが、前半の仕事では、視覚心理学の『オプティカルフロー』という教科書があるでしょう。あの本は認知科学に非常に大きな貢献があったと思うのです。

【櫻井】アフォーダンスもそうなのですが、結局、環境とのインタラクションだということです。普通、知覚というのは外部から刺激が入って、それが網膜から脳に入り、脳はそれを計算し解釈している。でも、「そうではない、知覚というのは実はこちらから環境に働きかけるものがあって初めて成り立つ」、そういうインタラクションという考え方をギブソンは提示したわけです。

【外山】そうなのかな、オプティカルフロー（optical flow：物体の動きや目の動きに応じて生じる画像の流れ）などの認知心理学もそういう概念ですか。

【櫻井】やはり働きかけがある。

【外山】能動的な認知、そういう意味、概念ですか？

【櫻井】能動的な認知ですね。

【篠本】つまり、ネチャネチャした方……。

【櫻井】心理学者が皆それをよく知っているかというと、必ずしもそうではないですが、ギブソンを信奉している人たちというのは「ギブソニアン」って呼ばれて、そうした能動的な認知を重視する人々です。

【外山】そうすると、やはり相当粘液的な要素があるんだよ（笑）。

【篠本】櫻井さんはどっちなのですか。

【櫻井】僕はギブソニアンじゃありません。そもそもよく知らないし、ネチャネチャしてませんから。

江戸っ子だから（笑）。

【外山】ねっとりとした心理学というのはギブソンの持ち味なんだね。

【川人】もう少し現代的に言うと、アクティブビジョンていうでしょう。マーのビジョンはデッドビジョンだと。本当のビジョンはアクティブビジョンなのだと言って、10年ぐらい前とかにコンピュテーショナルビジョンの人たちが盛んに言っていた時期はありましたよ。カメラを動かすと、マーが「不良設定」と言った問題がすごく簡単に解けるとか、そういう話は色々あります。それらは多分、ギブソニアンの流れを多少なりとも汲んでいると思うのです。

【篠本】アクティブビジョンというのは、例えばどういう例を考えるのですか。

【外山】AIで言っていたアクティブビジョンというのは、まさしく眼が動くという意味ですよね。眼が動くというのは、その背後にはアテンション（attention：注意）がある。アテンションがあって眼を動かして色々なところを視て、そのものしか視えないのだと。

【川人】マーのビジョンてリコンストラクション（再構成）のビジョンじゃないですか。そんなものはないという立場もありますね。ギブソニアンも多分そういう立場。何も計算とか中間表象とかなしに、入って来たものがグシャグシャってアクションに出ていって、と考える。だから、「ビジョンなんてそんな難しくないよ」と。でも、マーみたいに3次元を完璧に再構成しようとすると、しかもスタティックなイメージからやろうとすると、とてつもなく難しい。

【篠本】僕もマーは信じていませんが、でもやはりストーリーとしては、マーの方がずっと面白い。

【外山】そうでなかったら、人間のパーセプトというのは何かということになるよね。

【川人】そうですね。

【外山】われわれは明らかにモノを意識して動いている、まあ、蠅（ハエ）ぐらいなら、オートマティックというのは分かるが……。大体、オプティカルフローってそういう風に扱われてきた。ハエの場合は、飛行のコントロールにオプティカルフローが非常に重要であるということを示した。ハエは視覚世界を認知してうまく飛んでいるのではなくて、オプティカルフローで自動的・反射的に飛翔行動が制御されているという、そういう考え。だからハエなんかの研究者は非常にオプティカルフローを信奉するわけです。そういうところにはギブソニアンの影響があるかもしれない。

【櫻井】あらかじめ外界に働きかけるものが脳の中にあって、その働きかけによって知覚というものが生まれるのであって、決して外から入ってきたものをボーッと脳に写しているわけではない。

【篠本】われわれもハエと同じ生き物のような気がします。

【川人】外山先生が言われたように、特に3次元のパターン認識というのがマーが一番強そうなところではないですか。その分野でさえ、そんな立派な3次元モデルが脳の中にあるのではなくて、マルチプルビューが別々に持たれていて、それが勝手にある程度ジェネラリゼーション（汎化）して繋がっていて、3次元的に何か見えるような気がする。そういう考え方もありますよね。

【篠本】そんな気がする。それだけのような気もしちゃいますよね。

【外山】そこで、前に言ったシェリントンの懐疑主義に戻るわけです。「そういう気がする」というのがわれわれの実際のありようなのだ、われわれははっきり認識していると思っているが単に「気がしている」にすぎないのだと。

【篠本】昔は、女の人を見るとすごく実感がありましたが、最近、女の人を見てもなんかこう……2次元でもまあいいか、という感じがする。冗談ですけれども……。

【外山】それは単なる老化現象だよ（笑）。ギブソンが粘性を失うとこうなるんだ。

【金子】ギブソニアンが「働きかける」といったときには、内的モデルは仮定しているのですか。

【櫻井】それは知りません。特にモデルは仮定していなくても、いきなり認識できるという考え方かもしれないですが。

【金子】働きかけるわけでしょう、それは何かを前提としないのですか。

【篠本】外が働きかけてくれるという……。

【外山】アフォーダンスというのはそういう考え方。刺激が行動の呼び水になる。

【川人】そういう考え方ですね。

【金子】だから、環境が呼んでいるのだということでしょう？ そうすると、こっちには何もなくてということになるわけだよね。理解としてはそれで正しいの？。

【篠本】そう、そう。すごく幸せな感じになる。

【金子】あまり粘着的じゃないね。

【外山】万引きしても「そこにモノがあったから」と（笑）。

【篠本】そう、そう！それ、それ（笑）。

【川人】マーは『ビジョン』の中で、ギブソニアンの言うアフォーダンスとかを、相当攻撃しているのですよ。本当は難しい問題なのに、すごく反射的に解けるようにギブソニアン達は考えている、といって。そのギブソニアンの次の世代、ネオギブソニアンという人たちがいて、彼らは運動制御の世界ではわりとしっかりした議論をするのですが、悪く言うと、「ダイナミカルシステムで色々な運動が自動的に魔法のように生まれてくる」という考え方ですね。日本にもネオギブソニアンいるからあまり悪口は言えないですが（笑）。彼らからすると、マーの言うような計算というのは「そんなぁ、計算するなんて、人工知能とかエンジニアの人たちが言うことであって、例えば飛んでいく石は自分の軌道を計算しているわけではない」とか言っているのです（笑）、「人や動物が運動するときも何も計算なんてしてない」と。

【外山】ちょっと訳分からない（笑）。

【川人】ほとんど新興宗教の世界ですよ。

6 神経科学の将来

◆相関主義は超えられるか？

【篠本】さて最後に、今後の神経科学について議論しましょう。現在の神経科学では、デモンストレーションが強烈になったと言うべきか、ともかく何でも目にもの見せる、という方向で、ものすごく物量的な進展があります。そういう状況を鑑みると、例えばマーの仮説検証型のような理論のスタイルというのはこれからも生き残るのかどうか。いかがでしょう？

【外山】仮説検証の「検証」は結局は相関なのです。相関で検証しているだけであって、本質的な仮説の検証は、本当のことを言うと脳科学ではできていない。何が一番問題かと言うと、一番最初にちょっと言ったように、分子生物学と今の脳科学の違いは、一言で言えば、コーディングのルールが解明されているかいないかの違いなのです。

分子生物学でコーディングルールが全部解明されているかというと必ずしもそうではないですが、少なくともDNAとしてコーディングされている実態は掴まえることができる。アミノ酸の配列みたいにね。もちろんこれだって、やはりもともとは相関主義から出発していて、その結果として、例えばエクソンだとかプロモーター云々とかいう、コーディングのメカニズムが分かってきているわけです。

もともとは相関主義なのですが、ではどこが違うか。それは操作性があるということです。DNAをいじることができる。そして、コーディングの仮説を検証できる。これがやはり大きいのです。

ところが神経科学の相関というのは、相関はあるのだけれども、コーディングをいじれない。神経細胞の活動をいじって、その結果がフェノタイプ、行動とか認知にどういう影響を与えるか、という研究手段がない。ここがやはり決定的な差です。

【篠本】ある程度は操作できるわけでしょう。

【外山】いや、いや、コーディングは動的なものだから。分子生物学と神経科学の違いはコーディングが動的かどうかです。

遺伝子のコーディングは基本的に静的です。だから、DNAをいじってやれば、そこの部分の影響をじっくり見られるわけです。ところが神経科学の場合、今のところはほとんど不可能ですが、仮に神経細胞の活動を一つ一つモデファイできたとしても、動的な相関なので、フェノタイプをじっくり観測できない。このあたりに決定的な差があって、分子生物学では相関主義の限界がある程度克服できているのですが、神経科学では克服できていない。ここが一番問題で、そういう操作性がない限りは、幾ら観測手段が進んでもシェリントンの疑問は解決できない。

【篠本】ちょっと本質的なところが理解できてないのかもしれませんが、ブロッキングとか、マイクロスティミュレーションというのは、それなりの操作性があるように思えますが。

【外山】多少はね。例えば前に話の出ていた、単一細胞の場合。単一細胞を見ているのか、操作できるのか、集合しか操作できないのかということに似ている。でも一つの遺伝子はそれだけでいじれるわけです。いじった結果はいつまでも保存される。神経活動の場合それがない。

【川人】情報は操作できていないのです。回路をつぶしたりとかグロースに電気刺激したりということはできます。でも、おばあさん細胞説というのがありますが、例えばある細胞がおばあさんの顔の認知と対応していたとして、そのおばあさんの情報そのものを操作して何が変わるかという、そういう手段がないのです。

【外山】それからルールも分かっていない。おばあさん細胞説にしろアンサンブル説にしろ、スパイクナンバーコーディングなのかテンポラルコーディングなのか、コーディングの基本的なルールがまだ分かっていない。

◆操作性を獲得できるか――BMIの可能性

【川人】仮説を立てて実験的に証明するというのは、ハードサイエンスを目指す限りそうするしかないと思うのですが、多分、一番うまくいったと思われる伊藤先生の前庭動眼反射（VOR）の適応でさえ、未だに反対仮説に固執する研究者がアメリカを中心にしているわけです。伊藤先生たちは、ありとあらゆる手段を使っているわけでしょう。ユニットレコーディングを覚醒サルでもやっているし、破壊もしているし、分子的なこともやっていますし、考えられることを全部やっているのに議論のカタがつかないというのは、今、外山先生が言われたように情報をVORの回路から抜き出して、何か操作して、その通りに回路が動きますという、そういうスタイルの方法論がまだないのです。分子生物学でDNAを操作できるとか、あるいは物理や化学が持っているような方法論がまだないのです。本質的な方法論がまだ足りない。それを解決するにはブレイン・マシン・インタフェース（BMI）しかないと私は思っているわけです。

【外山】私は、かなり眉唾に感じている。その可能性は否定しないけれど（笑）。遺伝子のコーディングは時間的に不変で静的なものですが、脳のコーディングはミリ秒単位で変わり得る。これを操作する手法がない。それがたとえ可能となっても、その効果を観察することは現状では極めて困難です。BMIにそれを期待することは困難ですが、最近、ロドプシンイオンチャンネルを遺伝子誘導により神経細胞に強制的に発現させ、2光子レーザーで刺激して、ミリ秒オーダーの時間分解能、細胞単位の空間分解能で脳活動を制御し、その活動を光学的に記録することが脳切片標本レベルでは可能であることが示されています。この方法が生体脳全般に適用できるようになれば、川人さんの夢もまゆつばでなくなるかもしれません。

【川人】操作脳科学というか、制御脳科学というか、そういう新しい学問体系、手法、そういうのが必要だと言う意味ですが。

【外山】操作性が必要だというのは分かる。

【川人】そういうふうに思うようになったのは、春野雅彦さんを筆頭著者として、外山先生と木村実先生と一緒に、*Journal of Neuroscience* に「Computational Model Based Neuroimaging」という風に名付けた研究枠組みで行った実験論文を出させてもらってからです。銅谷賢治さんとか鮫島和行さんも含めて、今、僕らの周囲では動物やヒトの行動の入力と出力の計算モデルを立てて、計算モデルの中のリプリゼンテーションとユニット活動を直接対応させるとか、ボールドシグナルを直接対応させるとか、そういう仕事がいっぱい出てきて、*Science* 等の立派な雑誌にその成果が乗るようになってきました。初めてこのような研究の枠組みを考えたときにはすごく興奮して「これしかない」と思ってやったのですが、結果が出て論文を書いてみると、やはり証明とか因果律とかいうことにほど遠い。なぜこんなに興奮してがんばったのにこれだけしか満足が得られないのだろう？

【外山】反論も多いしね。色々な反論が出る。

【川人】ものすごく反論が多い。何が足りないのかと言うと、やはり操作性の欠如ということしかないのではないか。

【外山】それは間違いのないことなんだけど……。

【篠本】ＢＭＩ自体はこれからものすごく面白く展開すると思うのですが、脳科学における情報の操作性とＢＭＩというのはどう関係しますか？

【川人】例えばＤＮＡの場合、ＴとかＧとかＡとかを触ってみたらどうなるとか、ある分子回路があったときにこのたんぱく質の発現を抑えますとか、分子生物学ではそういう手段が全部あるわけでしょう。

【篠本】それと同じことが、ＢＭＩならできる可能性があるのですか？

【櫻井】僕は今まで言う勇気がなかったのですが、確かに、ＢＭＩは考えられる唯一の方法だと思うのです。というのは、ＢＭＩというのは脳から情報を取り出せるわけですから。その情報が正しければ使える。

【外山】理想的なことができればもちろん相関主義の限界は克服できると思いますが、それができると言うのは、僕に言わせれば眉唾なんだ（笑）。

【櫻井】もちろん難しいですが、実際、電極を刺す侵襲式ＢＭＩでは、ダイナミクスというか、神経回路の動作をリアルタイムで取り出せるわけですよね。ＢＭＩというのは電気現象を取り出すわけで、べつに物質を取り出すわけではないので、現在の技術でも不可能ではないというのが僕の見通しです。ニューロン活動を記録する実験しか考えていませんが、例えば、あるニューロン集団のアンサンブル活動が本当にセルアセンブリーであり、特定の情報をコードしているとすれば、それを電気信号として計測し、コンピュータ上でデコードすれば、脳が意図したた通りにロボットが動いたり、脳がイメージした通りの視覚像がディスプレイ上に表れるはずです。大胆に言えば、心の実体である脳の情報を、単なる解釈ではなく、ロボットの動作やディスプレイ上の映像として検証できるわけです。

また、実験者側が特定のニューロン集団のアンサンブル活動をある情報のコードとして決めてしまい、脳がそのような活動を現したときに機械が動き報酬が得られるよう訓練すれば、脳に情報のコードを作らせることになります。そこから、脳の情報コードがどこまで可塑的に作られ操作されるかが分かるかもしれません。もちろんほとんどのBMI実験は、情報コードの検証と操作の両方を同時に含むはずですが、そのいずれもが、脳の情報コーディングの実態を、単なる解釈ではなく直接調べることになります。

僕自身は、BMIの実験を通して、半世紀ほど前からずっと重視されているいわゆる課題関連ニューロン（task-related neuron）の本当の意義や可塑性も調べたいと思っています。さらには、神経回路網の活動と身体はどこまで相互作用しているのか、特に、新しく高性能な身体としての機械を操作する時、老化した脳はどこまで新しい身体に合わせ変化し得るのかについても、明らかにしたいと思います。

【川人】櫻井さんの意見に賛成です。システム神経科学の中で、覚醒動物のユニット記録の研究というのは、刺激提示、道具的条件付け、報酬スケジュール、長期の環境などを操作して、それに対応して脳内の情報処理や情報表現が変化することを期待しているわけです。例えばニューロンの発火活動の変化とタスクのパラメータ（感覚刺激の属性、運動の特徴、報酬予測、記憶等々）と相関があることを発見して、記録したニューロンは、そういう情報を表現しているのかもしれないと結論するものですね。こういう研究が非常に大きな貢献をしたことは間違いないけれど、私を含めて多くの研究者がこれだけでは、相関を示しているだけであって、因果関係の証明はいつまでもできないと感じ始めています。さらに言えば、他分野の研究者、例えば物理学者や分子生物学者は、上のような方法論だけでは、あるニューロンがその情報を表現していることが証明されたとは決して納得しないでしょう。よりよい実験パラダイムは、回りくどく動物を取り巻く環境をやんわり変えて、脳内の活動も変わることを観察しましょうという間接法ではなく、脳内情報を直接操作することです。外山先生がおっしゃられたチャンネルロドプシンなどを用いる光学的ニューロン活動操作法は、有用ですが、より肝心なことは、実時間で脳内情報をニューロン活動から再構成しておいて、それと同時に脳内情報を変化させることにあります。観測された脳内情報を独立した二つ以上の方法で操作できて、その結果（認知の変化、運動の変化、動機付けの変化など）が、仮定された情報表現にそくしたもの、また理論の予測通りであれば、新しいパラダイムを獲得したと言うことになります。

非侵襲的な方法も可能ですし、人間の場合は内観を使えるというメリットもあると思います。本質照的である、分子生物学は、遺伝子工学により対象とする遺伝子情報を操作し、あるいは強制的にその読み出しを発動（遺伝子強制発現トランスジェニック動物）あるいは阻止（ノックアウト、ノックダウン）することにより、遺伝子と表現形の因果関係を直接的に検証する手法をもつ。

残念ながら、現代脳科学はこれに匹敵する脳情報操作の手段を欠いている。しかしながら、これは必ずしも、脳科学が未熟なためではなく、脳情報が遺伝情報に比べて遥かに御し難いためである。遺伝子と脳の情報表現の違いはその量と質にある。遺伝子の数は脳細胞に比べて遥かに少なく（ヒトでも3万以下）、しかも全ての遺伝情報は4種類の核酸塩基の組み合わせで表現されている。さらに遺伝情報は分子によりコードされる静的な情報で、一旦遺伝子工学で操作れた情報はほぼ永続的に持続する。これに対し、脳情報は神経細胞の発火活動によりコードされ、ミリ秒オーダで変化する動的情報で、遺伝情報とは質的に異なる。このような理由で分子生物学の遺伝子工学に匹敵する脳情報の操作技法を脳科学がもつことは困難であった。しかしながら、多極電極、非侵襲脳活動計測、脳磁気刺激法などの計測刺激技法の進歩により、その可能性が開けてきている。

神経情報のコーディング問題と情報操作

さまざまな脳機能と脳神経細胞の発火活動に不可分の相関があることから脳情報が発火活動によりコードされていることは確立している。しかしながら、脳には百数十億もの神経細胞があり、その一つ一つが１秒あたり数百回の頻度で発火することのできる機能を備えている。この巨大な神経細胞集団の発火パターンのどの部分に脳情報が埋め込まれているかについては、発火頻度コーディング仮説（発火頻度に情報がある）に対して、時間パターン仮説（発火頻度だけでなく発火の時間パターンに情報がある）あるいはおばあさん細胞仮説（情報が個々の細胞の活動で独立に表現されている）に対して、アンサンブルコーディング仮説（複数の細胞の活動の組み合わせパターンで情報が表現されている）の論争がある。

従来の神経科学は、おばあさん細胞仮説と発火頻度コーディング仮説に基づいて神経活動を解析し、さまざまな知的機能を担う細胞を明らかにしてきた（例えば顔の認知機能を担う側頭連合野顔細胞など）。これまで神経科学が収めてきた輝かしい実績から、２つの仮説の信憑性は疑うべくもないが、バインディング問題（赤いりんごが木から落ちたときその色と動きは脳の別々の大脳皮質で処理されるが、その情報がいかにして統合されるかという問題）あるいは、あいまい情報の解釈、顔の認知などの高度な視覚認知の情報処理では、時間コーディングあるいはアンサンブルコーディングが用いられている可能性がある。

ヒューベルとウィーゼル以後 50 年の神経科学の研究を経て、なお神経情報コーディングという最も基本的かつ重要な原理が未解決のまま残されているのは、脳科学が情報表現の仮説を直接検証する手段を欠き、脳機能と神経活動の相関から間接的に推定してきたためである。この点で遺伝子工学をもつ分子生物学とは対は、脳内情報を実時間で再構成しておき、それを変化させる複数の方法で、同じ結果が得られると言うことだと思います。これができれば、操作脳科学の第1歩は完成です。ここで最も肝心な要素は理論だと思っています。つまり非侵襲脳活動データにせよ、多数のニューロン活動にせよ、そこから実時間で脳内情報を再構成すると言うことは、理論なしにはできないわけです。したがって、外山先生の言葉をお借りすれば、操作脳科学は、実証的計算理論の延長線上にのみ構築できるわけです。

【篠本】川人さんは最近少し静かになったけど、この操作性を獲得できれば、またうるさくなるのでしょうね。皆さん、長時間にわたる議論、ご苦労様でした。

幕間の解説

理論神経科学史のアウトライン

——二つの対談を理解するために

篠本 滋

本書第1部では、神経生理学的な立場から、神経科学・理論神経科学の近代から現代に至る変遷と将来展望に焦点を当てて議論が行われた。これに対し第2部では、数理科学的の展望が語られる。この二つのパートを結び、それぞれの理解を助ける目的で、ここに古代から現代神経科学に至る研究史を要約しておこう。

1 精神の座としての脳

紀元前400年頃、ギリシアの哲学者プラトンは人の精神活動の座が脳であると考えた。ところがそのプラトンの弟子、アリストテレスは精神の座を心臓であると考えた。中世においてはアリストテレスの知識体系が絶対とされ、精神の座とその機能についての疑問は封じ込められており、科学的取り組みが再開されたのは17世紀のルネ・デカルト以降である。

デカルトは機械論的世界観に基づいて身体運動の制御を理解しようとした。しかし、精神については物と区別する二元論をとり、随意運動においては脳の松果体と呼ばれる部位が神との交信を行うものと考えた。現代においても、例えば自我意識を含む人の精神活動が脳の物質活動であるかどうかについては、科学的に証明され尽くしているわけではない。

しかしヒトを含む動物の、感覚から行動に至る反応の中枢が脳であり、その基本単位は神経細胞（ニューロン）であり、神経細胞の基本的な働きは電気信号を受け取り、送り出す計算処理であることが20世紀初頭の神経解剖学、神経生理学の研究で確立した。さらに、20世紀後半には動物に認知、記憶、運動などの作業を行わせ、その脳神経細胞の電気活動を観察する研究が急速に進展した。これらの研究を通して、様々な機能を担う脳部位が同定された。さらに、その局所的部位の神経活動を阻害したときの機能の欠落を調べる実験によっても、脳機能の局在が検証されている。これらの研究によって、動物の運動・認知機能が脳に局在していること、その機能単位が神経細胞であることが確立した。さらに、近年では脳活動のイメージング技術が大きく発達し、人の脳活動をも観察することができるようになった。それ以前は、人以外の動物において間接的に検証されて推定されていた精神活動と脳活動との関連が、脳イメージング技術によって直接的に証明できるようになった。

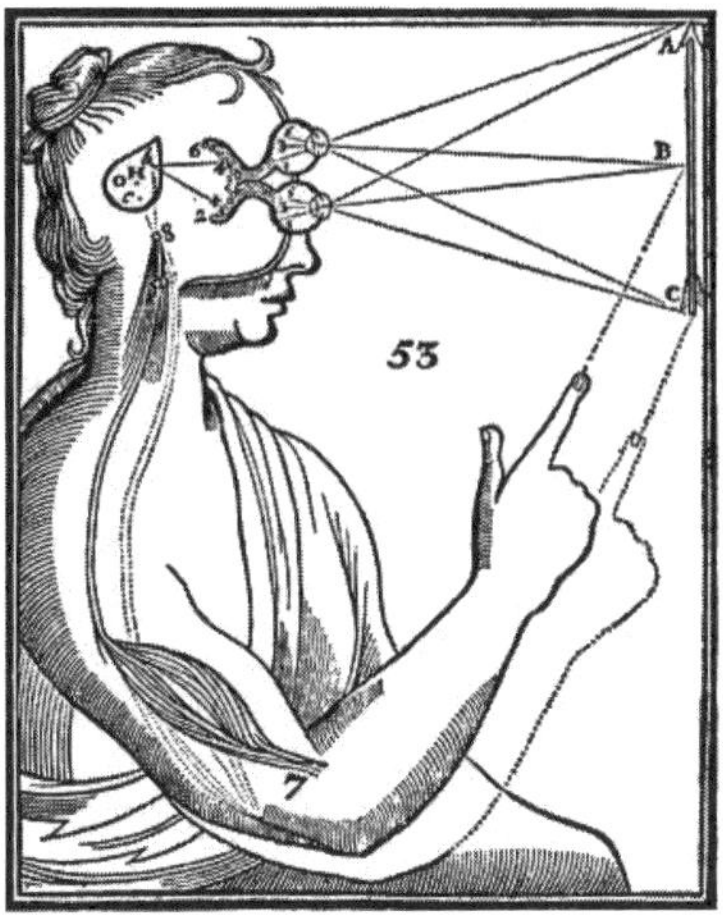

デカルト「情念論」より：感覚作用と筋肉運動の連結。

　現代神経科学の発展については、外山対談で詳しく論じられており、研究の現状と将来についても熱い議論が繰り広げられている。

2 神経回路とその機能（1940年代の「理論」）

神経細胞を組み合わせた回路の機能が数理的に研究され始めたのは、比較的最近のことである。1940年代に、マッカラック（Warren McCulloch）とピッツ（Walter Pitts）により、神経細胞と類似の閾論理素子（入力の総和が閾値を越えたときに発火する）を組み合わせた神経回路モデルがヒトの演繹的な思考を再現することができ、さらに平行移動などの変形に対して不変なパターンの認識ができることが示された（1943、1947）。

これとほぼ同時期に、ウィーナー（Norbert Wiener）は「サイバネティックス cybernetics」という言葉で適応制御を提案した（1949）。サイバネティックスとは「舵をとる人」の意味で、風や海の状態を見ながら船を目的の港に向けて操縦することができるような適応的制御システムの構築を目指す構想を表している。マッカラックとピッツをマサチューセッツ工科大学MITへ招いたのも彼であるが、ウィーナーはこの時代の神経回路研究、人工知能研究、制御工学の発展に強い影響を与えている。

さらに心理学者のヘッブ（Donald Olding Hebb）は、著書『*The organization of behavior*』（1949）の中で、可塑的な神経結合を持つ神経細胞の集合が認知機能を持つとするセルアセンブリー説を提唱した。この考えは脳の神経解剖学・生理学によるフィードバック（回帰性）神経回路の発見にヒントを得たものである。外界の刺激に対してたまたまある神経細胞集団が興奮すると、その興奮が神経細胞集団の中のフィードバック回路を循環し、神経細胞間を繋ぐ（シナプス）結合が可塑的に変化することによってその刺激に対して特異的に反応する細胞集合（セルアセンブリー）が形成されると考えた。この考えに一致して、動物の短期記憶（呈示した刺激を一時的に覚えていることが必要な）実験で、興奮の循環による記憶を保持していると思われる細胞が見つかっている。

3　パーセプトロン（1957―60年代）

1950年代後半にはローゼンブラット（Frank Rosenblatt）が、学習する機械、パーセプトロン（perceptron）を発表した（1957）。パーセプトロンはマッカラック―ピッツ型の閾論理素子を組み合わせた回路であるが、一部の素子間の結合が教師信号の指示により適応的に変化することによって、入力データの分類を学習する。神経回路の詳細を外部から調節するのではなく、神経回路が出した答

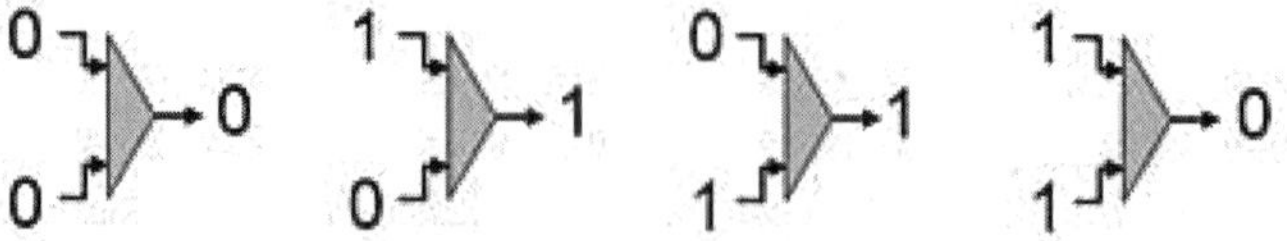

排他的オア（XOR）：「エクスクルーシブ・オア」、あるいは「エクスオア」。2入力1出力の演算で、{0,0}，{0,1}，{1,0}，{1,1}の4通りの入力対について各々0，1，1，0を出力する。

え（出力）の当否を教師信号として示すことにより、パーセプトロンが入力を正しく分類する回路を自ら作り上げる機構（自己組織化）はまさに知性の実現を彷彿させるものであった。

パーセプトロンを中核として、第1次ニューラルネットワークブームともいうべき研究の盛り上がりがあったが、これらの研究によりパーセプトロンの問題点も明らかになった。それは線形分離といわれる問題である。パーセプトロンは線形分離が可能な問題は解けるが、不可能な問題は幾ら時間をかけても解くことはできない。この線形分離不可能の例として象徴的に取り上げられる例に、排他的オア（XOR：「エクスクルーシブ・オア」、あるいは「エクスオア」と呼ばれる）がある。このXORは2入力1出力の演算で、{0,0}、{0,1}、{1,0}、{1,1}の4通りの入力対について各々0、1、1、0を出力するものであるが、このような単純な演算さえ、単純パーセプトロンでは実現することができない。このような事例が示されるにつれてパーセプトロンの限界に対する失望感が広がり、ニューラルネットワークのブームは下火となっていった。

4 ホログラフィックメモリー（1960年代）

動物は過去の経験を学習し、行動を適応させる。学習の記憶は脳内に保持される。ラシュレイ（Karl S. Lashley）は、学習の記憶が脳のどの部分に保持されるかを調べようとして、ラットに迷路学習をさせて後に、大脳の一部を切除することによって迷路の学習行動がどう劣化するかを調べた（1929、1950）。大脳皮質の一部を切除した後に学習を行ったケースも、学習が成立した後に手術を行ったケースも、共にラットには学習障害が起こり、切除の大きさと学習障害には強い相関があった。しかし学習障害と損傷部位との特定の関連は発見できなかった。この結果、ラシュレイは学習・記憶は脳の一部分に局在しないという考えを持つに至った。この実験は誤りであった。当時は抗生物質が無く、脳の部分切除手術で感染が生じたのがこの誤りの原因であるといわれている。

しかしながら、ラシュレイは非常に高名な学者であり、そ

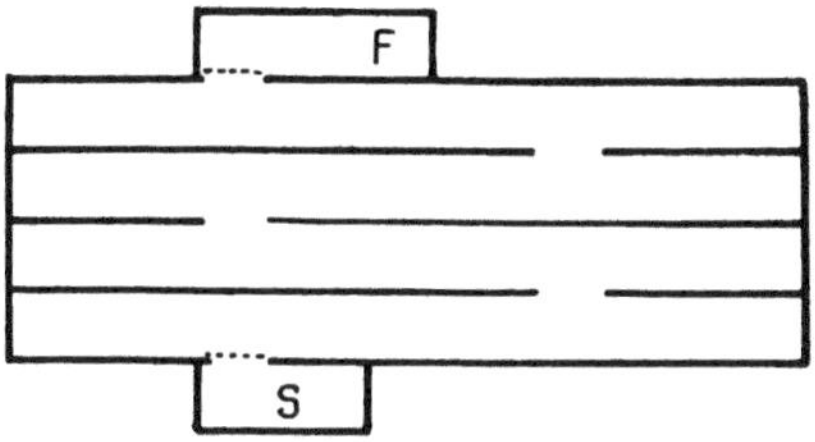

ラシュレイが学習課題として用いた迷路（Squire 1987 参照）：大脳皮質の一部を切除したラットに、迷路課題を行わせてその達成率を計測し、学習障害は切除の大きさに大きく依っているが損傷部位との連関は弱い、と結論した。

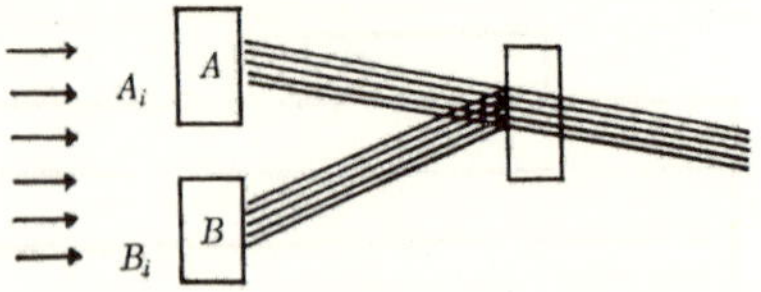

ホログラフィー：画像Ａと画像Ｂの共役画像の干渉縞を焼き付ける。そのホログラフィー版に画像Ｂを照射すると、画像Ａが浮かび上がる。

の影響は強かった。１９４８年にたまたま、画像の貯蔵方法としてガボール（Dennis Gabor）によりフーリエ・ホログラフィーが提案されたこともあって、プリブラム（Karl H. Pribram）は脳の記憶にこのフーリエ・ホログラフィーの如きメカニズムが使われているという説を提唱した（１９６９）。フーリエ・ホログラフィーは、ホログラムと呼ばれる感光版に対象画像と参照光の干渉縞を焼き付け、参照光を観光板に照射するとその対象画像が浮かび出るというものである。画像情報は乾板に分散されて記録されており、その一部が損傷を受けると、画像が部分的に消失するというのではなく、画像全体の質が損なわれる。この事実はラシュレイの記憶の非局在説を彷彿せるものだったのである。

5 連想記憶モデル（１９６０—70年代）

脳の記憶メカニズムとフーリエ・ホログラフィーとの対比は、現在では表面的なものとされている。また、原理的にも記憶パターンの直交性の制約から記憶情報量に強い制限が加わるという欠点を持つ。

記憶ホログラフィー説とほぼ同時期に、神経細胞ネットワークの結合の中に記憶を非局在的に埋め込もうとする構想が、ウィルショー（David J. Willshaw）らの論文「非ホログラフィック連想記憶 Non-holographic associative memory」に見られる（１９６９）。神経回路網全体に記憶を重ね書きし、記憶パターンの直交性を利用して記憶情報を取り出そうという構想は、フーリエ・ホログラフィーと共通しているが、神経回路網全体に分散することにより、記憶パターン間の直交性を容易に実現する点が優れており、ホログラフィーにおいては多数の記憶（像）が埋め込めないのに対して、この非ホログラフィー連想記憶モデルでは、同一のネットワークに多数の記憶対を埋め込むことができる。記憶は神経結合すなわちシナプスに埋め込まれるが、そのためには入出力に依存して神経結合を変化させる必要がある。このモデルでは、シナプス結合が無い状態から初めて、学習したい入出力記憶パターンを提示するたびに「シナプス前、シナプス後のニューロンが同時に活動すれば神経結合を強める」というルールを適用

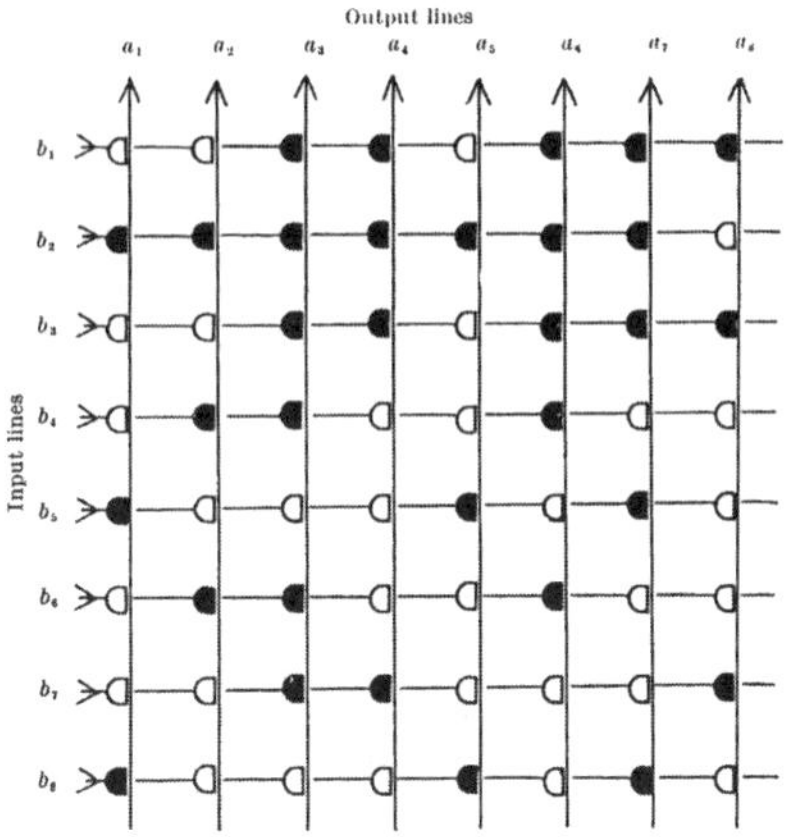

非ホログラフィックメモリ：Non-holographic memory, Willshaw et al. (1969)：（左から）入力信号を入射すると、（上から）その対の信号が出力される。

すればよい。この学習ルールはヘッブの提案したシナプス可塑性「ヘッブ則」に一致している。

この連想記憶モデルの構想はその後コホーネン（Kohonen）（１９７４）、中野馨（１９７２）、甘利俊一（１９７７）などの研究として発展した。連想記憶モデルの研究はその後やや下火となったが、ホップフィールド（Hopfield）（１９８２）が連想記憶モデルと磁性スピン系の物理モデルとの対比を鮮やかな形で示して理論物理学者の注目を集め、第２次ニューラルネットワークブームに影響を与えた。

6 自己組織化モデル（1970–80年代）

第１次視覚野の神経細胞には特定の線分に強く反応する「単純細胞」がある。初期視覚野は約０・５ミリメートル幅のコラムからなると言われているが、同一コラム内にある線検出細胞の方位選択性はほぼ同一であり、隣り合うコラム間の方位選択性は互いに近い方位選択性を持つことが知られている。また、生まれたてのネコを縦縞が描かれた部屋に入れて育てると、そのネコの初期視覚領野には縦線に反応する細胞が多く横線に反応する細胞が少なく、また横縞の描かれた部屋に入れて育てたネコの初期視覚領野には横線に反応する細胞が多く縦線に反応する細胞が少ない、ということがG・F・クーパーとC・ブレークモア（１９７０）によって報告されている。このようにネコ初期視覚野の神経細胞は生後の環境に適応して反応特性を学習する。C・マルスバーグ（1973）は学習過程を再現する数理モデルを提案した。各神経細胞は初期にはランダムな方位選択制を持っているが、反応を起こした入力により強く反応するように結合を変化させる。また隣り合う神経細胞は互いに協調的に働き、反応特性が徐々に近づいていく。このように外界の情報に適応して反応特性を学習するモデルは教師無し学習として発展した。

さらに高次視覚野に進めば、複雑な時空間パターンに選択的に反応する高次視覚細胞が見つかるが、理論モデルをシミュレーションを行うことによってもそのような細胞を作り出すことができる。このような自己組織化モデルの成功例として、手書き文字認識を実現した福島邦彦のネオコグニトロンモデルがある（1975、1980）。ネオコグニトロンではその構成に神経生理学の知見が取り入れられており、脳科学の知見を工学モデル設計のヒントにするスタイルの研究例と言えよう。

コホーネン（Teuvo Kohonen）はより単純化した自己組織化モデルを提唱し、類似性の高い情報を互いに近く配列するトポグラフィックマップの自動形成モデルを提案した。そのような「Self Organizing Map, SOM」は、そのプログラム化の簡便さなどから現在でもなお頻繁に応用されている。

1970年代にはこのような研究が進んでいたが、パーセプトロンの限界に対する失望感もあってニューラルネットワーク研究は全般的にやや下火となっていた。この時代にはニューラルネットワークに代わる候補として機械言語上に知識体系を表現し操作しようとする人工知能（Artificial Intelligence,

AI）研究が盛んになった。問診から病気を診断する目的のエキスパートシステムや英語の単語綴りから発音を推定する目的のシステムが、ルールを書き下すことによって作られたものの、期待されるほどの成果を上げず、人工知能研究もトーンダウンしていった。

7　コネクショニズム（1980年代）

パーセプトロンの提案から二十数年が経ち、ニューラルネットワークに対する期待も消えかけていたなか、認知心理学者のラメルハート（David Rumelhart）や、マクレランド（James McClelland）を中心としたPDPグループにより1986年に出版された『*Parallel Distributed Processing*』で発表された誤差逆伝播法、ボルツマンマシン学習などを中心とする研究は爆発的な第2次ニューロブームを引き起こした。そこでは、パーセプトロンの欠陥を象徴的に示した排他的オアXORの問題を再び取り上げ、誤差逆伝播法によってこの種の困難が回避できることを示して、大きな期待を集めた。その基本はそれまでにも形式的に議論されてきた非線形最適化問題の一例ではあるが、誤差逆伝播法はそのアルゴリズムが簡便で、実際に用いてみると思いのほか適応力があることが分かったこともあって急速に普及した。英語の単語綴りから発音を推定する問題にこの誤差逆伝播法を適用したところ、それまで人工知能研究で何年もかけて作られてきたDEC talkという機械の能力を超える達成率を容易に成し遂げた。NET talkと呼ばれるこの学習機械の成功によってニューラルネットワーク研究はその面目を一新した。機械言語を基本とする人工知能研究の「シンボルsymbol」に対抗し、ネットワークコネクションを基本とするニューラルネットの「コネクショニズムconnectionism」という標語が生まれた。

この時期から、脳神経系を総合的に理解しようという気運が盛り上がり、神経生理学、神経解剖学、心理学などの実験研究者と理論研究者との研究交流が組織的に行われるようになった。日本では１９９０年より文部省科学研究費の重点研究「脳の高次機能」が採択されて以来、形を変えながらも現在まで実験研究者と理論研究者との交流が続いている。

コネクショニズムとその社会的影響、その後の発展については甘利対談にて詳しく論じられている。

第2部

ニューロコンピューティング研究は何を生んだか

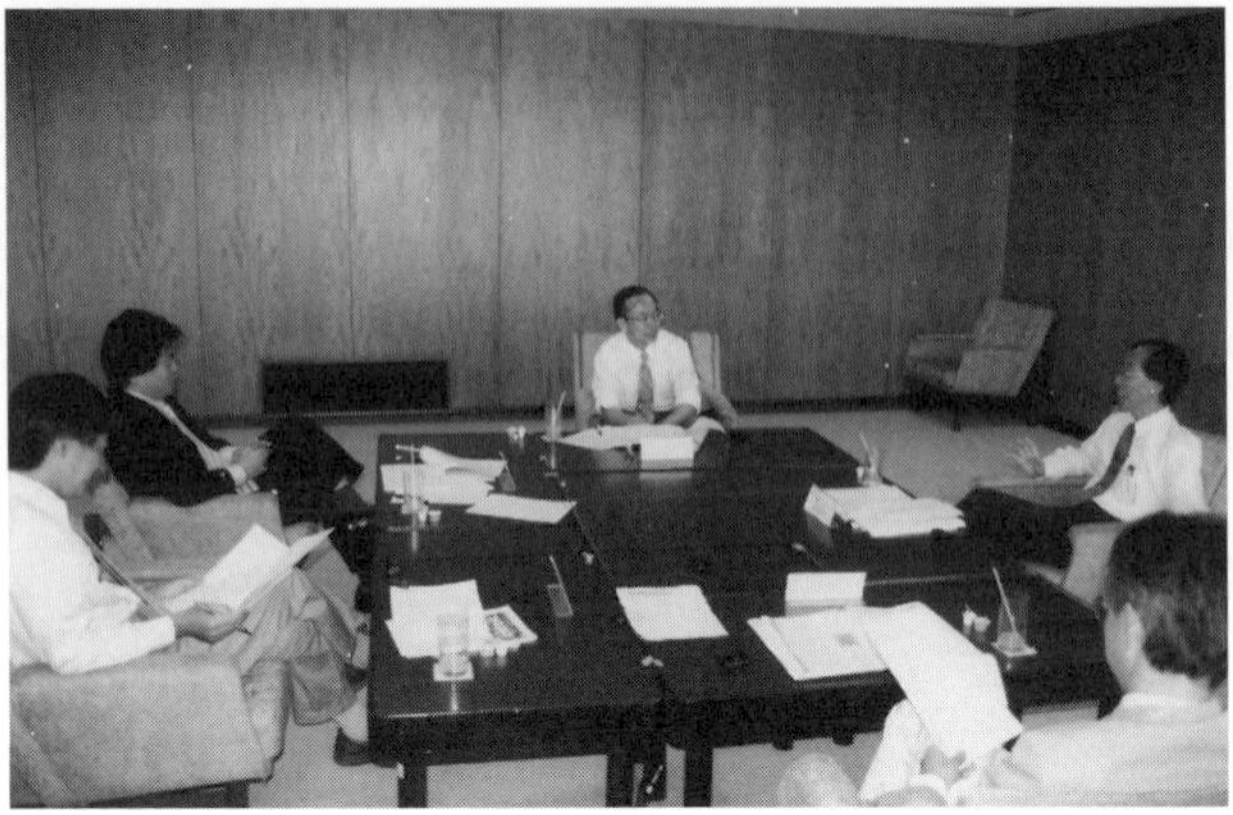

甘利俊一　理化学研究所脳科学総合研究センター

仁木和久　産業技術総合研究所脳神経情報研究部門

篠本　滋　京都大学大学院理学研究科

岡田真人　東京大学大学院新領域創成科学研究科

麻生英樹　産業技術総合研究所情報技術研究部門

1 爆発的発展の前夜の暈気

【篠本】きょうは「ニューロコンピューティングから生まれたもの」と題して、この研究が生まれた背景やその学術的意義を議論しようということで皆様にお集まり頂きました。この研究分野を常に第一線で率いてこられた甘利先生を囲んで研究史を一望し、現在と未来についても語りあいたいというわけです。

◆研究への出会い

私自身は、京都大学基礎物理学研究所にポスドク研究員でいた1985―6年頃にこの分野に入ったのですが、研究が進む様子が手に取るように分かる時代で、研究会でのわきあがるような議論の楽しさを鮮明に記憶しています。それ以降もこの分野に関わりながら楽しい研究生活を送らせていただいておりますが、ただ1986年より前の状況はよく知りません。もしかするともっと楽しいことがあったのではないか（笑）。その辺り、ニューロコンピューティング研究がどのように進んできたかといったことについてぜひお聞きしておきたいと思います。

【麻生】私は1981年に甘利研の修士課程に入りましたので、86年以前の状況も少し知っております。ですので、歴史と同時に、ニューロコンピューティングのインパクトと将来という点に関しても議論できたらと思います。

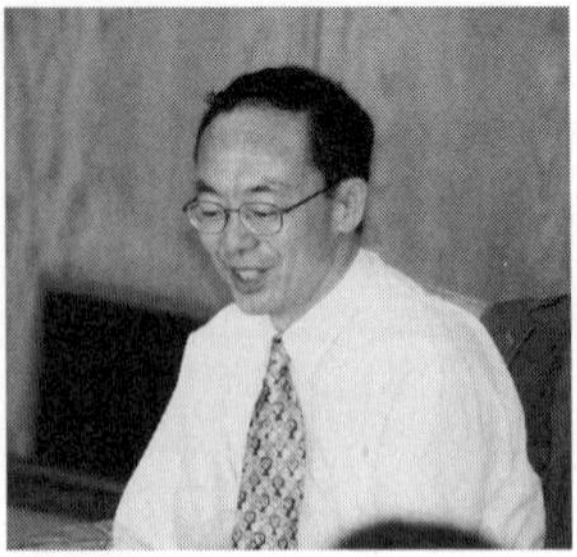
仁木和久

【仁木】今から30年前になりますが、甘利先生や福島邦彦先生が主宰されていた神経情報研究会の合宿に参加させて頂いたのが、甘利先生との出会いでした。富士山の麓で行われたのですが、工学者から神経数理学者まで、実験家から理論家まで色々な人が集まり、ざっくばらんに神経、脳、認知、そしてその背景としての数理情報処理を議論していたことが、今の神経情報処理研究に繋がっているなと感じていま

す。

私自身はその後、ヒト知能研究の方に進んでいったので、確かに神経情報処理というのは大切だとは思いましたが、正直を言うと、「そんなに役に立たないかな」という感じを少々持っていました。しかし、今、脳イメージングでデータを処理・解析しモデル化を検討していると、あらためて数理情報処理の重要さをヒシヒシと感じています。もう少し、甘利先生からまともに学んでいれば良かった(笑)。

甘利先生の研究戦略というのはたいへんきれいで、今、整理しながら振り返っても、非常にきれいな一貫した体系が出来てきているのだなということを感じております。したがって、これらの研究がこれからどのように展開していくか、あらためて議論することの重要性を感じております。

【岡田】実は私にとって、ご出席の先生方は全て「心の師」なのですね。私は1987年に大阪大学の大学院の物理の修士課程を出てたのですが、それがちょうど高温超伝導が話題になっていた頃でした。その年、学生最後の物理学会に参加して、物性基礎論・統計というセッションがあったのですが、そこに若いけどすごく生意気な物理学者がいて、それが篠本さんだったのです（笑）。発表内容はコグニティブメモリ、要するに1982年にホップフィールドモデルが出て、それを改良したものを発表されていたのですが、超領域的というか、分野の壁を超えた感じが非常に新鮮でした。学会というと、年齢の順に並んで話を聞くというような、偉い先生のときはあまり鋭い質問はできないし、若い人はおどおどしているというような、そんな印象を持っていたのですが、いきなりヨレヨレの服を着て若いのが偉そうな顔で「俺の話を聞け」という。こういう世界があるのかなと思いましたね（笑）。

　その後、2年間三菱電機に勤務したのですが、いわゆるPDP（並列分散処理）ブームがあって、学術雑誌ではなくて、本当に商業誌に近いレベルでニューロブームというのが入ってくる。それを見ているうちに、「自分はこれがやりたいのではないか」という思いが沸々と沸いてきて、会社に勤めながら見つけた本が麻生さんの『ニューラル

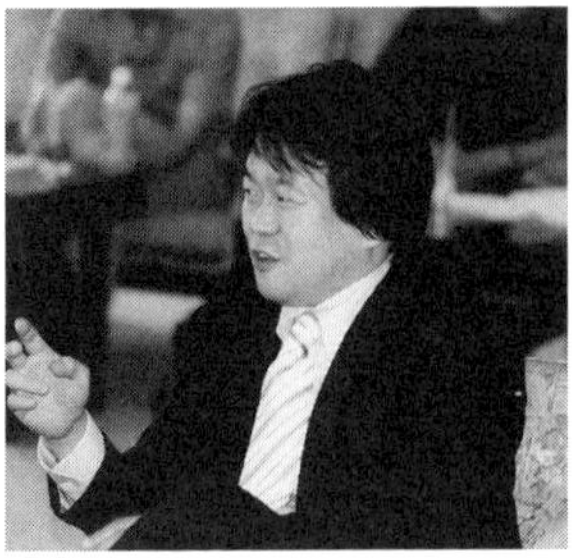

岡田真人

ネットワーク情報処理――コネクショニズム入門、あるいは柔らかな記号に向けて』だったのです。それも紀伊國屋書店の理工書の棚の奥深いところにあるのではなくて、多分、平積みだったのです。二部構成で、僕は前の部分はよく分かったのですが、後ろは全然分からなかった。こういう学術書が成り立つのかと（笑）は思いましたが、とにかくこれは素晴らしい分野だ。それに押されて会社をやめて、89年に福島邦彦先生が阪大に移られたときに、一緒に阪大の博士課程に入れてもらいました。

その当時、甘利先生の『神経回路網の数理』も買って勉強し、丁度その頃ですね、先ほどお話しの出た神経情報科学研究会で仁木さんがプロパゲーション（伝播）の学習過程を説明されていたのを憶えています。今のｆＭＲＩ研究とは似てもにつかない仕事をされていて、「この人は一体何だったのか」と今さらながら思っていますが（笑）。そういうことで、僕も知っているのは今日議論される理論研究史の後半部分で、前半部分は分からないのです。なぜ爆発的に研究が進んだのか、本屋さんに平積みになるような雰囲気がなぜやってきたのか。最近ではゲノムがブームですが、それでもさすがに平積みにはならないでしょう。ですから、そうした研究史はとても知りたいです。

【篠本】当時は、なんか燃え上がるような感動がありましたね。何か見えないものが見えてきたという喜びというのがありました。もちろん学問というのはそうあるべきだとは思いますが。そこに至るまでのニューロコンピューティングの歴史は、多分、甘利先生の人生を追っていくとほとんど追えるのではないかと思うので、まずは、なぜこんなことを始めたのかあたりからざっくばらんに伺えればと思います。

2 「バイオニクス」の時代から「コネクショニズム」前夜まで

◆数学から脳へ

【甘利】僕が東大の数理工学を卒業したのが1958年、今の研究状況からすればもう大昔です。大学院の博士課程を出たのが63年ですが、その時代には神経の話などは何もやっていなかった。脳なんか全然興味なかったと言っていいぐらいで、その時代に関心を持っていたのはグラフ理論のようなもの、連続体力学とか情報通信の理論です。

パーセプトロンという話は大学院の頃から聞いていましたが、あれは要するに論理素子の一つとして面白い。統計の立場から見ればノンパラメトリックで、推論分類をやる。つまり、統計の世界では確率分布のモデルを考えてそのパラメーターをいじるというのに対して、パーセプトロンは分布によらないノンパラメトリックであるという売り込みが非常に強かった。

1963年に九大に移ったのですが、その頃、ジーマンというトポロジーを専門にしたイギリスの数学者が「トポロジー・オブ・ザ・ブレイン」という論文を書いたのです。『三次元空間のトポロジー』という数学の論文集の一つに何を間違えたか「トポロジー・オブ・ザ・ブレイン」が載っていた。カタストロフィーの大流行の前で、「こんなすごい論文がある、だから、トポロジーは役に立つのだ」って大宣伝があった。その大宣伝を見て、どうも宣伝の方はうさんくさいけど、もとの論文を読んでみようと思って読んだら非常に面白かった。そのときのジーマンの立場は「数学で脳の神秘、不思議なところが解明できるのではないか。その基本には学習がある」という主張です。

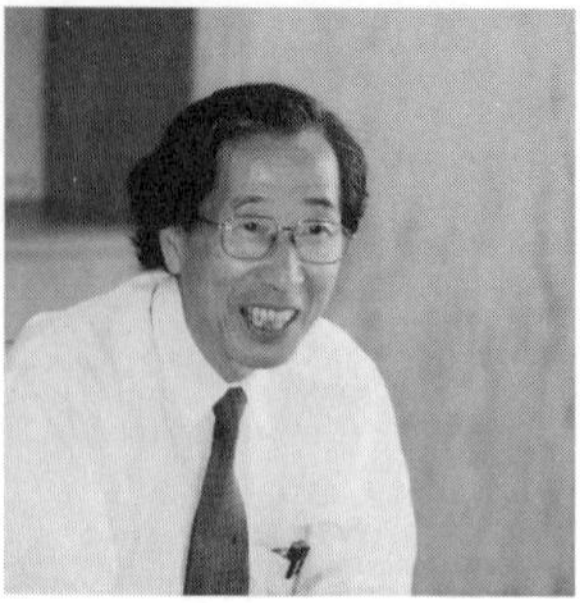

甘利俊一

そのために彼は、普通のトポロジーだけではだめだから、例えばトレランスという新しい関係概念を導入したり、色々なことをして苦労している。ジーマンが言うには「われわれは、学習によって色々な直感を育てる。しかし、子どもの頃から4次元のインプットを入れたら、人間は4次元空間が直感で分かるようになる」という大ホラも吹いていて、それはどうでもいいのですが、結果としては「壮大なる失敗作」ですね（笑）あれは。非常にまじめに、本当に一生懸命まじめにやって、言うことはでたらめではないが、何が出てきたかと言えば、何も出ないけれども面白い。そういう論文です。

「自分の専門は数理工学である」。つまり数理的なものの見方によって世界の森羅万象を解明する、というのが私の立場ですが、それではジーマンの言うように脳が面白いならやってみるかという話になったわけです。そこで九大で脳と数理についてのセミナーをやろうかという話になった。倉田令二郎という男、つい最近亡くなってしまったのですが、いわばハグレ数学者なのですがパワーのある非常に面白い方で、彼が九大の応用理学の数学教室にいて、彼とわれわれ工学系の通信分野の者でセミナーを始めたのです。

ジーマンの論文を読むにしても「チェックのホモロジー」が出てくるわけですよ。一番簡単なのが「複体のホモロジー」で、微分形式からも出てくるのですが、「チェックのホモロジー」というのは集合を基礎にして出てくる。そこで倉田が言うには「おお、そんなの簡単だ、俺がトポロジーの専門家を1人呼んできて、そいつに分かるように話をさせる」、とこんな調子です。

それともう一つ「閾値ロジック」、つまり入力の線型和をとって、閾値を超えるかどうかで1か0にするというマッカラック―ピッツ・ニューロンが当時、はやっていたのです。もちろんパーセプトロンはそれで作ったのですが、なぜそれがはやったかと言うと、あれでコンピュータの演算記憶装置が作れる。フェライトに電線を巻き付けて、3回巻けば重みが3になる、逆向きに巻けば重みがマイナスになる。こういう手先が器用なことは日本人でなければできない。「日本の産業がコンピュータ分野で世界にのしていくのにはこれが一番いい」という触れ込みだった。

【篠本】 今聞くと奇妙な感じがするけれども、当時は、まだ今の電子式のデジタルコンピュータが現在のように制覇するとは思っていないわけですね。最終的にどういう計算機になるかは自明ではなかった。

【甘利】日本では全部真空管で作ったのです。しかし、真空管ではだめ。2000本真空管を使えば1時間に1本は切れるからそれを取り替えるだけで大事になってしまう。アメリカはトランジスタでどんどん走っていた。日本はトランジスタがうまく作れない、工作精度が悪くて信頼性に欠けると言われていた。それでは日本は何をやろうか、まずリレー(継電器)で作った。商用のリレー計算機なんていうのをETL(電総研、現在の産総研)あたりが一生懸命取り組んで、パラメトロンは電電公社(現在のNTT)がやりました。これも商用の機械があったのです。しかしその時代にアメリカはトランジスタを基礎からちゃんと作るということで日本はアッという間に負けてしまった。

言うまでもなく何が違うかと言うとスピードが違う。トランジスタの動作スピードに比べると、パラメトロンの動作スピード、ましてリレーの動作スピードは全然だめなのですが、その時代にスレッショールド(threshold:閾値)ロジック、今で言うマッカラック―ピッツのニューロンがどういう能力を持っているかに注目が集まった。1個だと線形分離のパターンを分類するだけ。それではネットワークにしたらどういう論理関数が出来るのかということで、ある種の論理関数を実現するのに何個の素子でできるか。

これまたなかなか大変な問題で、今でも解けていない問題なのですが、そんなことをやってみようということで、この分野に入っていた。当時日本では室賀三郎さんが、スレッショールドロジックをずっとやっていて、その第一人者ということでイリノイ大学に行ってしまいましたが、京大では茨木俊秀さんがこの分野の仕事を始めていました。

◆第1次ニューロブームの日本

そういう勉強しているうちに、パターン認識とか学習とかに興味を持ってきて、パーセプトロンの勉強も一生懸命したわけですが、その頃、つまり60年代の半ばには、パーセプトロンは世界的にもう下火になっていた。パーセプトロンは50年代のおしまいに提唱され、60年を中心に「こんな面白いアイディアがあるのだ」ということで世界中で盛んになったわけですが、60年代半ばになると、コンピュータの性能がよくなってくる。そうすると、パターン認識はパーセプトロンを使って学習で、というまどろっこしいやり方ではなくて、コンピュータの腕力でやった方が実用的なのではないかという話になってくるわけです。

ローゼンブラッドなどは実際にパーセプトロン機械を作っています。結合の重みを変える部分などはモーターを回して可変抵抗を動かしてやるわけです。

【篠本】それは面白いですね、見てみたかった。

【甘利】こんな装置ですから1個のニューロンといえどもすごく大きくなってしまう。だから、ちょっと廃れてきた頃に始めた僕らは、それならパターン認識と学習の基礎理論を作ってみようという気になった。学習の話として一つ気がついたのは、パーセプトロンは一番最後の素子だけが学習し、中間層は学習しない。それはそれでちゃんとした理由があって、ローゼンブラッドは、中間層はランダムに非常に次元の高いものを作っておけば、これは万能なのだから、最後を学習すれば十分だというわけです。

確かにその通りで、今のサポートベクターマシンはある意味ではそこに回帰したわけですが、中間層も学習したらいいではないか。当時のパーセプトロンは0と1の離散の世界でできていたので、重みをちょっと動かすと何が起きるかという微分ができない。それならアナログで近似すればいいではないか。今で言うシグモイド関数にすれば何でもできるということで一生懸命考えたのが1967年の論文なのです。あのときは色々考えまして、確率近似法も考えた。学習定数を時間と共に変えるのにどういうふうにしていけばいいか。これをt（時間）分の1で減らしていくというのを一生懸命考えてようやく分かったと思ったら、確率近似法は既に知られていて、私は知らなかった（笑）。まぁ今では笑い話ですが、そういうことを九大時代に手がけたのです。

その頃、南雲仁一さん（この方も亡くなりましたが）が慶応から東大に移ってきた。いわゆるバイオニクスというか、生体工学というか、要するに工学と生物を結びつける草分けで、日本における先覚者ですね。彼は医学部と一緒に人工心臓の開発をしようともしたし、もちろん脳に非常に興味があって、脳モデルとかいうことを日本でやり始めた1人です。フィッツヒュー―南雲モデルというのは、もちろん神経線維の興奮伝播のモデルですが、非線形のパターン形成という点で一番興味があったのです。ああいうモデルを使ってちゃんと安定な解が出る、つまり波形整形作用があるというのも、その方面の草分けですね。

その頃、吉澤修治さんが大学院に入ってきて南雲研の学生だった。有本卓さんも、その頃南雲研に入ってきた。僕は、南雲さんとは直接には接触がなくて九大に行ってしまったのですが、何の間違いか「教室も増えたし人材不足だから、変な奴を呼んで来い」とでも言うのか東大から声がかかったのです。僕は、九大でのんびりしている方がいいから正直言うと行きたくなかった。でも、「南雲教授が慶応から来て、助教授を探している。ゆくゆくは自分の生え抜きを助教授にするつもりであるが、今はそういうのがいないから、ちょっと猫の手を借りてこなければいけない」という話でそこに入れと（笑）。

【篠本】これは記録に残しておいてください（笑）。これは作り話ではないのですね。

【甘利】本当だよ（笑）。もう、遠い、何十年も昔の話ですから、口から出まかせは幾らも言えますが。まあとにかく僕も脳の話に興味を持っていたから、南雲さんのところでやれるのなら面白いではないかということで南雲研に入った。私が助教授で、そのときに助手でいたのが吉澤さんと中野馨さん。

有本さんは講師になったのかな、そういうメンバーが揃っていて、もう少し後になって入ってきたのが馬被健次郎さん。

こんな風に活発なメンバーが揃っていて、色々輪講しましたね。色々な本を読んだのですが、みんな難しいのを読むんですよ。だから当番に当たるのが憂鬱で、憂鬱で（笑）。だって、そこだけではなくて前が分かってないと説明できない。土日に家にいると女房に「邪魔だから出て行ってください」って追っ払われるし「子どもの面倒をちゃんとみなさい」って言われるから仕方がないので子どもを近所の公園に連れて行って、そのへんに放し飼いにしながら、一生懸命分からない論文を読んでいた（笑）。

その頃はというと、南雲さんと高橋秀俊さん、伊藤正男さん、このあたりが日本の脳研究は理論と実験を合わせてやるのが大事だという話し合いをずっともっていたようですね。伊藤さんは、樋渡涓二さんがＮＨＫ基礎研究所の所長になって、脳を含む情報部門を拡張するにあたって客員研究員に迎えられて研究室を作った。そのときに送り込んだのが外山敬介さんです、「わしの弟子を1人送るか」と（このあたりの事情は第1部参照）。福島邦彦さんはその配下というわけではありませんが、ＮＨＫ研にいて脳のモデルをやる。そういう意味では、ＮＨＫは、聴覚の基礎としての神経情報処理を実験からモデルまで相当にしっかりやり始めたのです。

【篠本】 そうすると、東大の工学部、医学部とＮＨＫというのは、すごい人材供給源だったわけですね。今考えるとそうそうたるメンバーですね。

【甘利】その通りです。で、その頃の世界の研究状況を見ると、カイアニエロという物理の大ぼら吹き大学者がいて、「脳は思考機械」という論文を出す。あれはあれでアイディアは面白い。要するに、脳のダイナミックスをアディアバティック（断熱仮説的）に考えなければいけないと。

神経興奮のダイナミックスで情報処理をすると同時に、シナプスの可塑性でゆっくりとしたスローダイナミックスで学習をやる。それを解析するのにアディアバティックハイポセシス（断熱仮説）で片方は止めておいて議論する、その両方をやらなければいけないという話をしたり、人間が老化するというのは、シナプスの強さが上限まで行ってしまって焼きつくと可塑性がなくなるからから老化するのだとか、ホラもいっぱい書いてあります。ジーマンの論文もそうですが、カイエニエロの論文も「だから、何だ」というほど具体的なことは何も言ってない。しかし、フィロソフィーとしてこういう研究分野があるということではやはり引っ張ったのだと思います。

【仁木】その頃でしょうか、『数理科学』に甘利先生が「脳の数理」の連載を書いておられましたよね。あれはとても面白かった。先生が、その折々に色々考えたことを雑談まじりで書かれていていましたが、それはちょうどこの頃ですか。

【甘利】いえ、もっと後です。この話は後でもしますが、ついでに今言ってしまうと、『数理科学』には、その前に「情報理論」という連載をずっと書いて、ダイヤモンド社が出すと言って、本になった。

それらがうまくいったので、脳の話を書いて、本にしようと思ったのです。当時の『数理科学』はどこの出版社とも関係していなかったんですよね。だから、本は出さない。産業図書が乗り込んできて、江面さんという編集者が張り切っていて「うちはまじめな本しか出しません。冗談とかそういうものが書いてある本は出しません」と言うから（笑）、「そうですか、じゃあ、冗談は抜きにしてちゃんと全部書き直しましょう」と言って書いたのが『神経回路網の数理』です。僕は、冗談の方が面白かったと思うんだけどね。

【篠本】もったいないですね。

【仁木】批評性や切実感が感じられて面白いんですよね。

【甘利】あの頃、南雲さんのことを批評して、ちょっと褒めたんだよ。南雲さん、あの頃カオスを佐藤俊輔さんと一緒にやって、あれはそれなりに面白くて感心した。その紹介をちょこっと書いて、「教授というのはもう大体アホなんだ。ところが南雲さんぐらいになると『腐っても鯛』と言って……」とほめたら、東大の電気の人がまじめに「先生、ああいうことを書いたら、東大では生きていけませんよ」って言うんだ（笑）。その頃は東大紛争の時代なのですよ。まともな研究ができる状況でもない。しょうがないから「情報理論」の連載を書いた。

【篠本】大学の仕事の時間に？

【甘利】そうでもない。週末の土日を一回使えば大体1回分は楽に書けるじゃない。

【篠本】それを聞いて岡田さんが感動していますよ。

【仁木】よく考えると、あの連載の雰囲気を楽しんでこの研究分野に入ってきた人が多いのではないかと感じるのです。私も非常に楽しませてもらいました。

【甘利】東大紛争が69年に終わって、また研究をちゃんとやろうかというときに、もう少しきっちりと脳の理論を作ってみたいという気になったのです。だから、67年のあの論文はもちろん脳でもありますが、脳というよりはむしろパターン認識と学習ということを意識していた。といっても手がかりは何もなくて、神経回路網はどういう動作をするかという話で、一番やさしいのはマッカラック－ピッツのニューロンのモデルを使う。ホジキン－ハクスリーまでいくとなかなか難しいのですよ、それ自体で結構複雑なダイナミックスを持っているから。まあ、マッカラック－ピッツかアナログニューロンを使えばいいではないかと考えた。

回路網を理論の体系として扱っている仕事ってあまりないから、ちゃんと考えれば色々なことができるのではないか。「ちゃんと考える」というのは構造を持った神経回路網を考えるべきだということ。「構造を持った」というのは何かというと、一番単純なのは神経細胞がランダムに結合するという構造を持っていて、ランダムというのはいわゆる大数の保則や中心極限定理が働くからやりやすいわけです。そこで何かできる。

もう一つは、ニューロンを空間に並べれば神経の場の理論ができる。「神経の場の理論」というのも、ホモジニアスという構造を持っている。空間並進不変性という構造があって、それで何かできる。学習の話もできるだろう。こんな見通しを持って考えてはメモを書いたのです、論文にする前のメモですね。それで実際に取り組んだのが「ランダム結合の神経回路網」、「神経の場の理論」や「連想記憶」。１９７０年代の10年間を一生懸命そういう研究で過ごしたのです。その間、１９７５年から76年にかけてアメリカのアービブ（Michael Arbib）のところに10か月ですが行っていた。向こうで世界を知ったのと、１年間のんびりしていたから仕事はずいぶん進んだわけです。

◆パーセプトロンへの「失望感」と第1次ニューロブームの終焉

【篠本】お話しにも出ていたように、この時代には第1次ニューロブームのトーンダウンがあった。そうした時代は快い記憶ばかりではないでしょうが、どういう状況だったのか興味があります。例えばミンスキー・パパートの『パーセプトロン』が刊行されたのは69年ですか、あの本の影響がどういう感じだったのでしょうか。先ほどのお話では、いわゆるパーセプトロンへの関心は65年頃に既に下火になっていたということなのですが、下火になりかけた後といわゆるＡＩ（人工知能）が盛り上がる時期にはクロスオーバーが起きていると思うのです。あの本自体は、僕自身は結構好きなのですが。

【甘利】僕も大好きだ。

【篠本】ですから、あの本がなぜそんなに悪役扱いされて、なおかつ、これが第1次ニューロブームの息の根を止めた、というような言い方をされるのか、ということの時代背景みたいなものを知りたいのです。

【甘利】この問いに直接答えるのはなかなか難しい。でもこれだけは言えますが、日本では、どの道こういうモデルをやろうとした人たちはそんなに大勢はいない。例えばＮＨＫの福島さんとか、東大の南雲さんの影響を受けた人たち、あるいは電総研なら杉江昇さんとか、そういう連中は下火も上火もなく、どうせそれほど陽は当たってなかった。

【篠本】でも１９７４年の『数理科学』76・9所収の対談とかはすごいですね。高橋秀俊、後藤英一、一松信などのそうそうたるメンバーを集めてその前で、甘利先生、一人でホラを吹いていらっしゃる（笑）。すごいメンバーですから、光が当たっていなかったというわけではないでしょう。

【甘利】いや当時は、何をやっていたって、お金つまり研究資金はどの道出なかったわけですよ。だから、逆にそれぞれが伸び伸びと好きなことをやっていた。東大の電気の先生なんかは、「甘利さんはよくあんなことをやってクビになりませんね。われわれは役に立つことをやらないと工学部にはいられませんよ」っておしゃる。僕

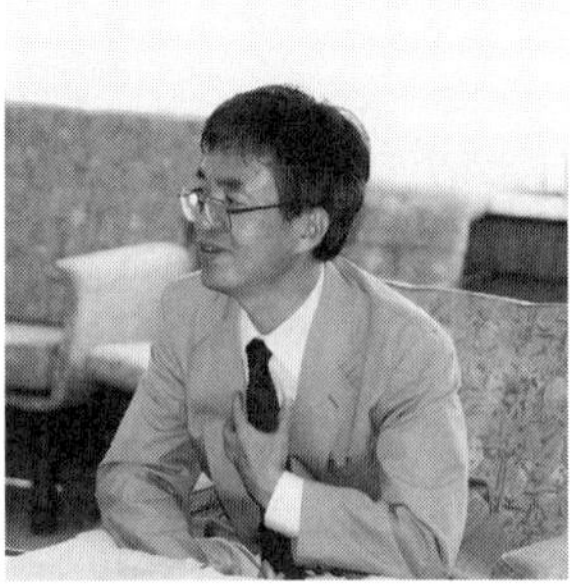

篠本　滋

が返すに「お気の毒に。僕らは金は一銭もないけど好きなことを面白くやっているので……」と。ですから、流行の浮き沈みなんてそんなに思っていないんですよ。人数も全然減っていないしね。

しかし、アメリカはいわゆるバイオニクスで、脳の研究に限らず工学のバイオロジーに対する期待が非常に大きい。バイオロジーにヒントを得たエンジニアリングで大変なことができるのではないかと。こういう期待はみんな外れた。それしても脳研究というのは、当時はどの道そんなにはやらなかった、暇人の好き者がやっていて、特に目ざましい成果が出るというわけにはいかない。でも、実際にパターン認識装置を作ろうとしたらコンピュータで腕力でやるのがはるかにいい。コンピュータがどんどん良くなっている、というのが時代背景なのです。

ミンスキーはもともとは脳とか学習も好きでしたが、同時に彼には、いわゆる記号を使った人工頭

習例が線形分離可能性を満たさないことがわかるにつれて、研究への熱が冷めていったといわれる。1969 年のミンスキー（Marvin Minsky）とパパート（Seymour Papert）によって書かれた『*Perceptron*』という本は名著であるが、それがパーセプトロンへの研究熱をさましたといわれることが多く、甘利対談ではそのあたりの事情が議論されている。

パーセプトロン　perceptron

1957年、ローゼンブラット（Frank Rosenblatt 1928—1969）によって考案された学習機械。神経細胞のように素子間が互いに結合しており、与えられた入出力関係を再現するように学習を行う適応学習モデルの代表例である。ローゼンブラットの考案したパーセプトロンには様々なタイプがあるが、ここでは多入力１出力の機械のうち、「単純パーセプトロン」を例にとって説明する。

N 個の実数入力を受けて、それらを２種類に分類する機械であり、その入出力関係は入力の線形加算の正負に応じて与えられる。この機械の持っている分類規則は N 次元の入力ベクトル空間を一枚の超平面（N 次元空間内の N-1 次元部分空間）で区切るという方式である。

教師信号 supervising signal として、入力サンプルとともに、出力ターゲット、つまり模範解答が提示される。パーセプトロンは、提示された入出力例に応じて適応的にパラメータ調整をしてその入出力関係を再現するように自己組織化する。その学習方法は、自らの出力が教師信号に一致しているときにはパラメータ調整を行わず、自分の出力と教師信号が異なっているときには以下のパラメータ調整を行うというものであり、このように、誤りが生じたときだけパラメータ調整を行う方法を「誤り訂正法 error correction rule」と呼ぶ。

ローゼンブラットはパーセプトロン収束定理を証明した。それは、例題が線形分離可能 linearly separable であれば、その例題に対してパーセプトロンは有限回のパラメータ調整によって学習を完了する、というものである。この定理によって、一般にはパーセプトロンの学習能力が保証されたような印象を与え、ニューラルネットワークモデルに過大な期待が集まったが、多くの学脳をやりたいという構想があった。「パーセプトロンは面白い。あれと同じものは俺が若い頃考えたのに、論文を書かなかったからローゼンブラッドにしてやられた」と感じた。べつにアイディアを取られたとかそういうことではなくて、ローゼンブラッドはそれ一筋に独立にやったわけですが、「じゃあ、あれをもう一度つついてみよう」といった雰囲気。べつにパーセプトロンをけなそうとしたのではなくて、並列計算の基礎として、ミンスキーは取り組んでみたかったのです。それでMITの俊秀を総動員してやって色々なアイディアを出してきた。でもうまくいかない。しかし、「部分的」には色々面白い理論が作れる。それを集めて体系化して「パーセプトロンの能力には問題がある」と書いた。今日で言うコンピューテーショナル・コンプレキシティーが問題なのだということを指摘したのです。

あの時代にコンピューテーショナル・コンプレキシティーの概念はそれほどはっきりはなかったのです。ですから、物事のいいか悪いかを計算量で比較しようという議論を作ったあの仕事は、今でも正しいですよね。パーセプトロンは万能性があるがそれだけではだめだ。一つの論理関数を実現するのに中間層に2のn乗個の素子がいる。2のn乗はいけません。例えば画像だと、100×100の画像でパターンの認識をやろうとすれば2の1万乗の素子がいる。今、仁木さんが言った連結性とか、そういう色々な幾何学的な概念をパーセプトロンに判別させようとすると、2のn乗のオーダーの素子が必要になる。

【篠本】だから、実用上意味はないのだという感じで捉えた？

【甘利】そうですね。二つのポイントがあって、素子が非常にたくさんいるという話と、結合のウエイトも、一番大きなウエイトと一番小さいウエイトの違いがものすごいのです。やはり2の何乗となってしまって、実際上、精度がそんなに高いダイナミックレンジがとれますかと。その二つが非常に大きな指摘だったと思うのです。

【篠本】なるほど。それはそれ学術的な議論で、べつにトーンがどうのこうのという問題ではなくて、正しい話ですね。

【甘利】後になってニューロブームが起こったときに、後の時代の人が、当時なぜニューロが落ち込んだというか、みんな研究をやめてしまった理由付けしようとして、過去を遡って探したら。「ミンスキーのあの本があったではないか、あいつが言ったのでだめになったのだ」と理由付けした。

一方、人工知能はその頃からバーッと出だした。人工知能はエキスパートシステムという、ある意味でつまらないが実用性があるということですごい「売り」になって、非常に盛んになったのです。

【麻生】先生がアービブのところに行かれたときは、もうその本は出ていたわけですが。アービブはそういう情勢についてどう言っていたのですか。

【甘利】今言ったように、アメリカでは人工知能とコンピュータに負けて脳は下火だったのですが、アービブはやる気十分で、マサチューセッツ大学にセンター・フォー・システムズ・ニューロサイエンスというのをスローン財団からお金をもらって作る。大した規模ではないのですがポスドクを4人雇って、脳の理論をやる。あの頃、そういうことをやっていた人はアービブの他にはドイツのマルスブルグ、それから、イギリスにいるウィルショー、それからジャック・コーワンがシカゴにいた。それからグロスバーグがボストン大学にいて、そのくらいですかね。あの頃、そういう研究をやっていた人はあまりはいなかったのです。

アービブは「脳を本気でやらなければいけない」と自分の大学のコンピュータ・アンド・インフォメーション・サイエンス・デパートメントにニコ・スピネリノという生理の教授をつれてきた。それでちゃんとやろうとしたのですが、なかなかうまくいかなかった。

そうそう、あの頃、デビット・マーが登場した。ミンスキーに呼ばれてMITに来たですが、やはりミンスキーも脳研究には結構色気をずっと持っていたのです。それでデビット・マーを呼んで人工知能の研究所に置いた。

【篠本】それで大体の様子が分かってきました。その後、AI研究が盛り上がるという社会的な背景の後、いわゆるコネクショニズムが爆発的に発展を始める、これが86年。その前にその前兆は多少出ていたわけですね。ともあれ、コネクショニズムがこの時期に、なぜ起こったのかというあたりに非常に興味があります。

その点では、僕ら新参者はそれ以前のことを知らないから、特に瑞々しい感動を持ってああいう本を読めたわけですが、甘利先生のようにそれ以前の流れをずっと踏んでおられる方から見て、コネクショニズムの爆発というのはどういう印象だったのか。多分、新参者とはだいぶ印象が違うと思いますが。

【甘利】ある意味では不思議で、連想記憶はスピングラスだという論文をホップフィールドが書いたのは82年ですね。

【篠本】そうですね。ただし、あれは82年の段階ではあまり注目されずに、物理屋の間ではアミットやグッドフレンド、ソンポリンスキーが85年に取り上げてから急に広まった。ただホップフィールドモデルはコネクショニズムの中心を担ったＰＤＰ（並列分散処理）研究とは直接には関係しないといってていいかもしれません。

◆ホップフィールドのモデル

【甘利】中心人物はラメルハート等で、ラメルハートはもともとはちゃんとしたサイコロジスト、認知科学者ですよね。当時の認知科学というのは、サイモン、ニューエルとか、ミンスキーとかが築いたパラダイムがある。認知科学は人工知能と一緒にやって、初めてサイエンスとして成立するという。どういうことかと言うと、人間は記号を処理する機械で、だからコンピュータと原理は同じで、人工というマイナーな修正を加えるだけで、物理における磁性体のモデルであるイジングスピン系と等価になることを示した。そこではエネルギー関数を定義すると、上記の状態更新を行うたびに「エネルギー」が減少することが保証される。このプロセスは磁性体のエネルギー緩和過程に対応しており、状態更新を確率的にしたものは有限温度スピン系に対比することができる。この対比によって、理論物理学で発展した理論解析手法が神経回路モデルにも適用できることがわかり、理論研究者の注目を浴びた。

連想記憶モデルが注目を浴びることによって、短期記憶課題実行中のサルの脳活動との関連を論じようとする理論研究も現れた。神経生理学の実験課題では、まずサルに物を見せ、数秒から数十秒のあいだ視野を覆い、その後再び物を見せる。サルは最初に提示された物の形や位置を記憶しておいて、遅延期間の後に提示された物の形や位置との一致不一致に応じて行動を選択することが要求され、成功するとジュースなどの報酬が与えられる。課題遂行中のサルの神経活動をモニターした結果、この遅延期間中、手がかりとして提示した物に応じて、通常よりも高い（あるいは低い）活動を持続するニューロンが特定の脳領野で見いだされている。多数の神経細胞が相互作用することによって、数秒から十数秒という長い時間活動状態を保持する様子は連想記憶モデルの働きを彷彿させる。

連想記憶モデルを動物の短期記憶の「内部モデル」とするスタンスは、デイビッド・マー David Marr の論文「古皮質の理論」の系統と見なすことも出来る。理論モデルの知見から神経生理学・解剖学によって得られた知見を解釈する研究は、理論研究者と実験研究者の交流を生み、神経科学の活性度を高めることに寄与している。

ホップフィールドモデル　**Hopfield model**

1982年、元物理学者のホップフィールド（John J. Hopfield 1933—）は記憶の検索過程が磁性体のエネルギー緩和過程に対比できる、という趣旨の論文を書いた。それまでに、コホーネン（Teuvo Kohonen）、グロスバーグ（Stephen Grossberg）、中野馨、甘利俊一らによって研究されていた自己想起型連想記憶モデル auto-associative memory model を、物理でよく知られた磁性体のイジング・スピンモデル Ising spin model に対比させて問題を明瞭に提起し、数値シミュレーションを用いてそのネットワークに安定に記憶できる記憶の個数（キャパシティ capacity）がニューロン個数の0.14倍程度であることを見極めた。この研究に注目したアミット（Daniel J. Amit）、グットフレンド（Hanoch Gutfreund）、ソンポリンスキー（Haim Sompolinsky）らは高度な解析を用いてキャパシティを求めた。この研究をきっかけとして物理学者の間でもニューラルネットワークモデルが注目されるようになった。

モデルニューロンとしては、発火／静止の2状態をとるマッカラック・ピッツモデルが採用されている。各ニューロンの発火／静止状態を2値で表現する。各ニューロンの状態はそこに入射する信号の線形和が与えられた閾値を超えるかどうかに応じて発火／静止を選ぶように状態を更新する、というものである。

自己想起型連想記憶モデルでは、記憶情報が与えられれば、それに応じて神経細胞間の結合を簡単な線形和として与えるように選ぶ。その神経相互作用結合のもとで、上記の状態更新を繰り返すならば、記憶情報に近い情報が入ると、ネットワークは状態を更新し、記憶情報を検索することが期待できる。

ホップフィールドは、このように選ばれた結合が、任意の2つのニューロン間で対称であることに着目し、自己結合をなくする、知能もそれでやる。認知科学もそれでやらなければ客観的なサイエンスになり得ないというわけです。そういうパラダイムで研究をしてきたけれども、認知科学の連中は「それではやはり駄目なのではないか」ということに気がついてきた。

ラメルハートにはタイピングのミスのパターンの解析とか、重要な仕事がずっとある。こういうのは記号処理して、シーケンシャルにやるというパラダイムでは説明できない。人間の脳の中はタイプしているときに、もう5、6語先まで並列に見ながらずっと運動指令を発していて、どこかを間違えるとミスタイプが起こり、「the」が「hte」になっちゃったりというミスタッチの話なんかは、やはり並列処理だから起こるということを言っています。

どういう転機で盛り上がったかは知らないですが、やはり認知科学は並列処理でやらなければいけないという大きな流れが出来て、PDP（並列分散処理）グループとなる。それと軌を一にしてホップフィールドの物理の話が出た。ホップフィールドの話は新しいところもあるのですが、例えばスピンとニューロンの多数決論理は同じという話は1960年代にはみんな言ってました。ニューロをやっている人の常識だった。スピンとは同じロジックなのだと。スピングラスはもう少し新しい。

【篠本】強磁性を局所ゲージ変換したマティスモデルから、複数のパターンを重ね書きしたリトルモデルというものはあった。書き込む記憶情報の量をスピン数nと同じオーダーにせずに、有限のまま置いたら、ほとんど独立に直交したまま書き込めるという、そのあたりは昔から知られていた。

【岡田】それはいつ頃のことですか。

【篠本】リトルの初出論文は１９７４年ですね。

【甘利】日本のわれわれの間でも、「同じであるといって、だからどうこうなるというものじゃない」という受け止めでした。

【岡田】普通に考えると、それが知られた時点で、物理学者がドドッと脳研究に参入するように思うのですが。

【篠本】マティスやリトルじゃ魅力はないですね、やはりホップフィールドの魅力とは全然違う。

【甘利】ホップフィールドの、僕から見て一番いい点は、キャパシティ（capacity：記憶容量）という概念をはっきり出したことですよ。だから、連想記憶モデルは容量までは覚え込める、これを超えたらおかしくなる。そういうはっきりしたスレッショールド（threshold：閾値）がある。

【岡田】それまではキャパシティという概念はなかったのですか？ 数値計算をすれば出るわけですよね。

【甘利】実を言うと、ランダムがものを言ったので、本当に直交パターンにしてしまうと単純すぎて面白くない。直交しないパターンでやると、nを無限大にしても容量は有限にしかならないから全然だめだ。そこでランダムにすると初めて0・15nというのが出てきて、本当か嘘かは別にして面白くて難しいのがでてきた。それでしかもキャパシティがあることが分かる。

【篠本】物理屋にとっては、なんか腕試ししたくなるという感じになってくるのですね。

【甘利】そう、そう。「それなら面白い理論が作れるぞ」という……。

【篠本】ホップフィールドは読んでいてやはり面白いのですよ、何かウキウキしちゃう。

【甘利】ホップフィールドの業績は偉大ですよ。PDPモデルの人たちの一つは、認知科学だけではなくてそういうホップフィールドモデルとか、物理学者が参入できるということで、83年ぐらいから盛んになったみたいですね。決定打はラメルハートらのバックプロパゲーション学習（back propaga-

1986年に出版された『*Parallel distributed processing*』にはこの誤差逆伝播法の他にも、ボルツマン・マシン学習など理論家を魅了する論文が載り、内容の豊かさ、応用性の広さ、が引き金となって爆発的なニューラルネットワークブームが起こった。機械言語を基本とする人工知能研究の「シンボル symbol」に対抗し、ネットワークコネクションを基本とするニューラルネットの「コネクショニズム connection-ism」という標語が生まれた。

誤差逆伝播法　**Backpropagation of errors**

パーセプトロンが現れてから四半世紀が過ぎた1986年にはパーセプトロンを超える学習機械として、ラメルハート（David E. Rumelhart)、ヒントン（Geoffrey E. Hinton)、ウィリアムズ（Ronald J. Williams）らが考案した「誤差逆伝播法（Backpropagation of errors)」が発表された。パーセプトロンでは中間層への結合が固定されていたので、その情報表現が線形分離不可能であれば、学習を完了することができないという限界があった。彼らは、3層のネットワークが任意の入出力関係を実現できることに注目し、多層ネットワークのオンライン学習ルールを考案した。その誤差逆伝播法では入力層から中間層（隠れ層 hidden layer と呼ばれる）への非線形変換に関してもパラメータ調節の自由度を与え、実際にそれら前段のパラメータの調節をも行う学習様式をとっている。

逆伝播法はそれまでにも繰り返し議論されてきた非線形最適化問題のアルゴリズムの一つではあったが、簡単にプログラムすることができ、実際に用いてみると思いのほか適用性があることが分かったこともあって急速に普及した。セィノフスキー（Terrence J. Sejnowski）とローゼンバーグ（C. R. Rosenberg）が英語の単語綴りから発音を推定する問題にこの誤差逆伝播法を適用したところ、それまでの人工知能研究で何年もかけて作られたDEC talkという機械の能力を超える達成率を数週間で成し遂げた（1987）ことも象徴的であった。成功をおさめた例のほとんどは、サンプルをもとに学習した機械が、新たな例についてどの程度の正解率を達成するかという、いわば統計的推定において成功したのであって、完全正解をしたわけではない。学習機械はむしろ統計的文脈で使われるべきであるということが認識されたことがニューラルネットの普及につながったともいえよう。

tion learning：誤差逆伝播学習）です。これで工学と技術が動いた。僕ら、82年にアービブと一緒に日米セミナー、脳の理論を京都でやった。あの頃はそういう話は全然なかった。

3 「コネクショニズム」の時代

◆第2次ニューロブームの予兆

【麻生】私は83年に電子技術総合研究所に入ったのですが、それから1年か2年して「また、脳のモデル研究がはやってきたらしい」ということになった。それで、同じ甘利研出身で現在は中京大学におられる嶋田晋さんが当時アメリカにおられたので、文献を送っていただいたのです。しかしそれを読んだときは、「単にリバイバルしているだけだ」という印象で、そんなにブームになるとは思いませんでした。

【甘利】アメリカでまず盛り上がって、ヨーロッパも「じゃあ、やらなきゃ」という雰囲気になってドイツでそういう会議を開く。僕にも「旅費は全部もつから来い」と招聘がかかる。当時は外国に行く旅費なんか文部省は全然くれないし、企業も僕にはお金を全然くれなから旅費なんか一銭もない。

ですから向こうで旅費を出してくれるのなら行こうと思ったら、東大がまたしぶとくて、「卒論の審査と重なるから行ってはいけない」という。卒論なんかどうでもいいと思ったのですが（笑）それで行けなかった。あれで行っていれば、少しは歴史が変わったのではないかと思いますが。

【篠本】チャンスを逸しましたね。

【甘利】そうしたらしばらくして、いきなりアメリカから電話がかかってきた。僕は英語が苦手で、アメリカから電話がかかると、それだけで動揺するわけ。どういう用件だろうと思ったら「サンディエゴでニューラルネットワークの会議をやる。旅費は全部出すから、おまえ、来い」と言っている。色々延々と説明してくれたし、それなら行こうと思ったのだけれども、向こうが誰か分からない。初めに名を名乗ったのですが（笑）、英語なんか聞き取れない。しようがないなと思って、最後に、「悪いけれども、聞き取れなかったから、おまえの名前は何というんだ」と聞いたら、「俺はヘクト・ニールセン（Robert Hecht-Nielsen）だ」と。

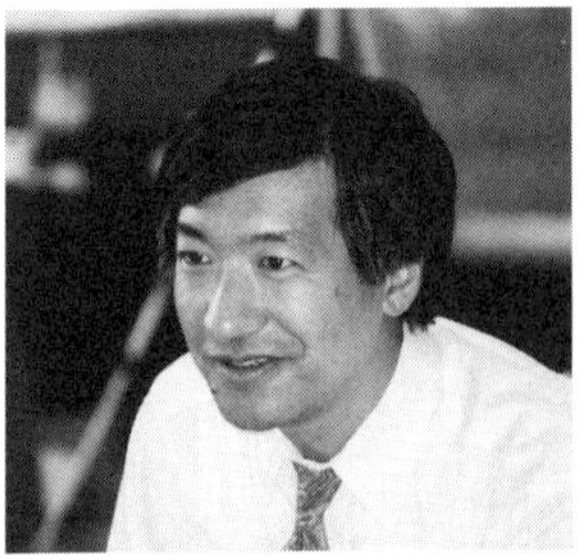
麻生英樹

【全員】ほぉー、あの禿げ頭。

【甘利】そう、そう、海坊主みいたな男。あの1987年のIEEEのICNN会議が第1回の旗上げで、ウィドローも来たし、ミンスキーも来た。そこからコネクショニズムがものすごく盛んになって、それが日本にも飛び火して、日本でも盛んになる。だけど、その前に、日本では神経情報科学研究会というのを作りましたね、一番の指導者は福島邦彦さんですが、あれはブームの前ですよ。

【仁木】私は85年にカーネギーメロン大学に1年間留学して、そのときにマクレランドとヒントンがいて、もちろん、その反対の勢力としてサイモンがいて、アンダーソンがいてという状況でしたが。

【甘利】日本はそれほどの波はなかったですね。一方、人工知能の方も日本はそれほどパッとしてないんですよ。人工知能のブームも日本に伝わって、それはニューロブームよりも先立ったものだから、人工知能陣営からの「ニューロはけしからん」という大バトルになる。僕が75年にアメリカに行ったときには、向こうでは人工知能は、結構はやっていて、幾つか勉強したし「へえー」って話も聞いてきた。ですから、その前から少しは人工知能みたいなことも勉強しているのです。勉強はして自分ではやらなかったことはいっぱいあるわけですけど。

70年代の半ば頃には、日本でも色々動きがあって、知能機械の開発をやろうではないか、それには国立の研究所を一つ新設しようという動きがあったのです。それがオイルショックでだめになった。73~4年のことで、その首謀者は南雲さんたち。これには予備費までついたのです。予備費がついたところで「研究所新設はまかりならぬ」になってしまった。

ところがお役所のことですから、予備費がついてしまうとその予算自体は減らないのです。予備費だから研究所を建てられるような額ではありませんが、それで何をやったかと言うと「知能機械の開発」というプロジェクトを理研に頼んで、理研のプロジェクトとしてスタートする。研究会をするのに東京でやったのでは面白くないと。池の平に東大の寮があって、あそこで冬やればスキーもできるではないかというので、そこを会場にずっと研究会をやったのです。

【岡田】もう一つの流れとして阪大の基礎工学部の生物工学科が非常に重要だと思うのです。多分、いま話題になっている年代には既に塚原仲晃先生はおられたと思うのですが、東京チームと大阪チームというのはあまりインタラクションがないという感じだったのですか。

【甘利】大阪はわりあいよくやっていて、南雲さんが阪大生物工に集中講義を頼まれることはありました。ああいう大先生は「俺が頼まれたから、おまえら代理で行ってこい」という、だから僕らが仕方なく行くわけですよ。そうすると、塚原さんがちゃんと聞きに来ている。彼も「理論は必要である」と言っていて、伊藤正男さんがそうだけど、塚原さんもそういう立場。だから、川人光男さんからは、彼が大学院の頃ですが、アメリカの論文を送って欲しい、などと頼まれて、一生懸命コピーした覚えがあります。その後川人さんは塚原さんのところの助手になって本格的に理論と実験を結びつける。直接的な交流ではないですが、東京と大阪での色々な交流はあったのですよ。

【篠本】話は戻りますが、僕は物理屋ですが、ホップフィールドモデルを解析したアミットの論文が85年に出る前に、とても面白い論文が出るそうだ、という噂が来た。物理の理論屋が全て注目したわけではないのですが、マイノリティの変なやつらが反応した。当時、僕はアミットを知らなかったので、「面白い論文らしいから、送ってくれ」とプレプリントを送ってもらった覚えがあります。やはりすごく感動しました、面白かった。

【甘利】あのキャパシティが今度は理論で出たというのは大したものですよ。

【篠本】そうですね、確かにそうなのですが、やはりオリジナルのホップフィールドの論文の方が感動でした。

【甘利】でもホップフィールドは僕らにいわせれば、キャパシティを除いて面白いことは何もない。みんな分かっていることですから。だからキャパシティは偉かった。

【篠本】アミットとかソンポリンスキーというのはいわば解析の「達人」ですよね。しかし、それはやはりホップフィールドの構想があったからこそ、あの達人が生きたのではないかとは思うのですが。

【甘利】それはそうだよね。

【篠本】ともあれあの時期、妙にすごく盛り上がったのは確かです。今、振り返ってみて、もう古典として残るべきもの（ホップフィールドモデルというのは古典なのかどうかよく分かりませんが）、例えば僕らから見るとボルツマンマシン学習等の古典として残るような理論が出たと思うのです。

甘利先生の目から見て、あの当時のコネクショニズムの爆発の何がインパクトであったのか、何が残ったのか、何が評価されるかというかといったところを、学術的な観点から見て議論していただきたいのですが。

◆第2次ニューロブームを起爆したもの

【甘利】80年代半ばのニューロブームという爆発は、色々な点から評価しなければいけないけれど、一つは今言われた学術的に何が問題で、何が残ったかという話、もう一つは、ああいうブームが学問を進行させたのか、歪めたのか、堕落させたのか、そういう面も当然冷静に評価しなければいけないでしょう。

あのときに一番大きな起爆剤になったのは、多分、バックプロパゲーション学習ですね。もう一つそれと並んでいたのは、やはりホップフィールドモデル、いわゆる連想記憶ですね。それに並列計算がダイナミックで解けるというもの。

まず多層パーセプトロンの学習について言えば、確率降下法というのは1967年にもう分かっていた。僕が最初にやったのかと言うと、そう言い切る自信はないのですが、勾配降下で学習するという話は当たり前でしょ。要するに、昔のパーセプトロンみたいに0、1型にしてしまうと勾配がとれない。だから、アナログにすればいいというのはほとんど自明な話なのです。ウィドローはそれを線形でやったから、階層的にならなかった。

だから、当たり前ではあるのですが、パーセプトロン、つまり層状のフィードフォワード結合の神経情報処理をする機械が何をできるのかという話は、それなりに一つの理論的な基礎になっていると思うのです。これがユニバーサル・アプロキシメーター（近似）だという話もほとんど当たり前ですよね。当たり前でも一応やっておく価値があった。

また、きっと面白いだろうと思うのは、パーセプトロンは「次元の呪い」から解放されるという話があって、ユニバーサル・アプロキシメーターであるだけでなく、通常の関数近似法とは質的に違う。非線形関数の関数展開とは根本的に違い、パーセプトロンが「次元の呪い」を克服するという話、こういう発想は非常に面白いです。

【篠本】非線形最適化という文脈で見ると、それまでにも、同じようなものが出ていたというのは確かですね。ですから、何がポイントだったかと言うと、バックプロパゲーションのような使いやすい格好にしたという、ユーザーフレンドリーさも爆発的流行に一役買ったというのは確かでしょう。それはかなり重要なことですね。それと、コンピュータをバリバリ動かしてみて、実際にやってみる面白さというのはありますよね。

【甘利】確かに何にでも使える学習法で、またたく間に色々な分野に広がった。当時のコンピュータなら、誰でも比較的単純にためせる。

【篠本】例えばエクスクルーシブオア（XOR）を学習させてみましょうというのがありますね。バカみたいな例ではありますが、構造の対称性の破れが自発的に起こって、「ほら、できたじゃないか」という、あれは、やはり一種感動的で、そういう意味で、少なくとも教育的にはすごく大きかったのですね。

【甘利】ですから、ユニバーサルな学習機械は、能力がどのぐらいあるかは別にして、問題があれば何でもこれでやっていいのだと。まさにコンピュータの性能が良くなったから、そういうことが幾らでもできるようになった。

【篠本】ちょうどあの頃、ようやくワークステーションが手に入り始めた時代ですよね。ちょうど遊ぶ環境が整った時期に、遊べるおもちゃがやってきたという感じで、やはりそれは大きいことですね。

【甘利】パーセプトロンについて言うと、僕は1985年頃にラメルハートたちのバックプロップの論文の校正刷りをもらったのです。それをちょっと読んでびっくりした。なぜかと言うと、1967年の論文と考え方は全く同じわけですよ。つまり、「アナログにしなければ学習はできない。だからアナログにしましょう」ということと、勾配降下でやればいいではないかという点。

ただ、僕は、ああいうバックプロパゲーションは本当の神経の回路網でできるとは思えない。だから『神経回路網』の中には、あの話は全然書かなかった。「それは脳とは関係ない」と思っていて、今でも関係ないとは思っているのですが。しかし、もっと広い意味で、情報をフィードフォワードの階層機械に流したときに何ができるのか。べつにバックプロップをしようがしまいがどうでもいいけれども、あれはやはり基本モデルの一つだと、今も思うのです。

【仁木】もう一つ、ローカルミニマムがたくさんある。理論的には奇麗でないのですが、実際にはかなりうまくいっちゃうというところが不思議なところなのですね。

【篠本】ローカルミニマムに引っかからなかったという場合だけではなくて、ローカルミニマムに引っかかっても、それなりにいい答が出るということが、思ったより多いということも重要です。真の解に到達しないという可能性を知った場合、「普通に賢い」人はそこでやめてしまうのですが、そんなことを気にせずに進んでみたら思ったより面白い結果が出た。その意味で、あれはやはり目からウロコが落ちる印象でした。

【甘利】昔、富士の麓の研究会で岡田さんが聞いたという仁木さんの話は、エクスクルーシブオア（XOR）がローカルミニマムなのかどうかということを言ったのだよね。

【仁木】というか、そういう要素が、例えば2次元ぐらいのものをシミュレーションしていて、要するにどう収束していくかというのが見えるということを理論なしにやっていたのです。だから、多分、僕が理論に強くてちゃんとやっていれば、話はちょっと違っていたのかもしれません。それと、例えば2次元ぐらいでディスプレーできる話と、多次元の話と本質的に違うとか、そういうブレークスルーは、やはり数理の目をしっかり持った人でないときちんと積み上げていけなかったのかなと、ちょっと反省しているのです。

【甘利】仁木さんがあのとき言った問題は、やはり「ローカルミニマムではない」というのが今の結論みたいね。もちろん、学習が遅くなってあそこに止まってしまうけれども、ローカルミニマムでは

ローカルミニマム　local minimum

スカラー関数の最小を求める問題で、関数が複数の極小点を持つ場合がある。機械学習では、与えられた入力に対して機械の出力を教師信号に一致させようとパラメータを調整する。多数の入出力サンプルのすべてに対して最良の結果を与えようとすると、教師信号と機械の出力の誤差の総和をコスト関数として、それを最小化するように機械のパラメータを調整する。調整の方法にはコスト関数の勾配にそって降下する勾配降下法などがとられるが、その方法で到達するのは局所的最小点、ローカルミニマムであって、大域的最小点、グローバルミニマムであるという保証はない。

コスト関数がパラメータの 2 次関数で与えられる線形最適化問題では極小は一つしかないので、それが求まればそれがグローバルミニマムであることが保証されている。多層ニューラルネットの学習は一般に非線形最適化問題であり、極小を求めた場合にもグローバルミニマムであるかどうかが常に問題になる。

また勾配降下法などにおいて、一見収束したと思われても、そこがローカルミニマムでない場合もある。コスト関数がある方向にきわめて緩やかな勾配をもっている場合には、通常の勾配降下法ではほとんど動きが止まってしまうためにその勾配を感知出来ないことがある。

機械学習においてはこのローカルミニマム問題があって、学習の達成度の判断の困難さが常につきまとう。パーセプトロンは計算万能性には限界があるものの、線形分離可能性がある学習例に関しては学習の収束が保証されているのに対して、誤差逆伝播法などの非線形最適化モデルでは、潜在的計算能力が高い反面、一般に学習が収束するという保証がない。

ないと。非常に面白いことを言っていた。

【仁木】むしろ見て楽しんでいたのです。そういうのはちゃんと理論的にやらなければいけないと、今になって思うと、そう思うのです。

【甘利】やはりパーセプトロンというのは、ああいう階層機械の基本ではあると思う。万能な非線形学習フィードフォワードシステムですね。だから、統計学や制御理論で非線形モデルの基本となったし、種々の分野で応用され、技術の一つの基本ともなった。

僕自身のことについて言うと、1967年の論文では色々なことをいっぱい書いたのです。学習が収束点にいくときのダイナミックスとか、最適な目標値が動いたときの応答特性とか、非常に単純なやり方ですが、以来ずっとやっている。できなかったことの一つは、ローカルミニマムがどういうふうに分布しているのか。それは解きたかったのですが、手がかりがない。皆さんのような若い人なら解けるのではないか。何回かトライはしたのですが、出てこなかった。

ご承知の通り、今、夢中になっている自然勾配学習法というのは、実は1967年に知っていたことなのです。あの論文をよく読むと、ちょこっとそれらしきことが書いてある。知ってはいたのですが、どうでもいいと思っていた。今にして思うと、自然勾配学習法がなぜ強力かというと、ニューロ多様体が普通の滑らかな多様体でないからです。通常ならリーマン計量を用いようが、ユークリッド計量を用いようがそんなに違わない。2倍、3倍ぐらいの違いなら、どうなったっていい話でしょ。

ニューロ多様体は実はシンギュラリティ（特異点）を持っているので、そこで計量がものすごく縮んでしまう。それがすごく効いてきているので、自然勾配学習法が有効になる。

【仁木】自然勾配学習の「自然」というのがすごく魅力的な言葉なのですが、これは学術用語であったのですか、先生の命名ですか。

【甘利】いや、チホッキーさんという理研の同僚に説明するときに、「これが一番だ、ナチュラルなのだ」と言ったら、彼は喜んで「ああ、ナチュラルグレージェント（natural gradient：自然勾配）」と言って、いつの間にかそれが名前になってしまった。しかし、僕は、これ、少し詐欺だと思っていて（笑）「リーマニアングレージェント（Riemannian gradient）」と言えばいいのですよ。新しい概念ではないわけだから。

【仁木】そうですよね。ゴールの方向を自然に向くためには、リーマン空間でなければならないということですね。でも「自然勾配」とは、すごいいい言葉ですね。

【甘利】もう一つの大きなものは、リカレント（recurrent：循環的）な結合を含む回路のダイナミックスですね。その代表的なものの一つが連想記憶のダイナミックスです。連想記憶のダイナミックスの前にアミットたちがキャパシティを理論的に解析した。これはすごく重要なわけです。

連想記憶には二つあって、一つは固定したパターンが記憶できるという話と、もう一つは時系列が記憶できるという話がある。時系列が記憶できるというのは、僕の1972年の論文ではかなり大きな部分を占めているのですが、これが物理から出てこなかったのは対称性・レシプロシティーが崩れる点が物理では引っかかって、すぐには出てこなかった。今は、みんな普通にやっていますからいいわけです。

物理の人たちはレプリカ法を用いてきれいな理論を出してくる。それなら、我々は物理にないダイナミックスをやらなければいけない。レプリカ法って難しいじゃないですか、嫌なのですね、ああいうやり方って（笑）。物事をもう少し常識的な方法で解きたいわけ。Amari-Maginu model にはずいぶん苦労しました。本当に苦労したんだけれども、そうしたら岡田さんがもっとすごいのを出してきた。あるとき、岡田さんが言うには「甘利先生は、この先のこういう発展を考えなかったのですか」って聞くから、「考えたんだよ、そんなの当たり前だろう。俺も一生懸命考えたんだけれどもできなかったんだ」と。ダイナミックスはそういうふうにして発展して、そうしたら、またトン・クーレンが色々高度なことをやっている。

◆連想記憶モデルと脳

【甘利】今、バックプロパゲーションの方は、本当の神経系と関係ないというのが定説ですよね。ところが連想記憶の方は、脳と結びつく。もともとはロルズあたりが海馬は連想記憶だということをずっと言っていますが、でもロルズの議論はそんなに面白くないのね（笑）。

でも最近の利根川進さんの話は、数理的にはまだですが、実体としては非常に面白い。ロルズなんかも言っていますが、海馬のＣＡ３という領域は何をやっているかと言うと、キーとしてパターンの一部を入力すると、覚えた完全なパターンを復元するのは海馬の中でもＣＡ３だというのです。ここに記憶パターンの補完作用がある。さらにここから海馬のＣＡ１という領域に情報が行って、ＣＡ１がそのパターンから何をすべきか連想記憶で次を出してくる。利根川さんはこれを実験で確かめようというわけですが、そうするにはシナプスを全部ノックアウトしちゃったら、ネズミが生きていけない。そうでなくて、ある特定の時期に特定の場所だけ、つまり、ＣＡ３だけ、またはＣＡ１だけＮＭＤＡリセプターを作る蛋白を作れなくする。そういうネズミを使って実験すると、今みたいなことが言えるらしい。

【岡田】ロルズの仮説を仮定して、ＣＡ３の間の可塑性がなかったらこんなことが起こるだろうか、その予想と矛盾のない結果がネズミの行動パターンから出てきたという話ですね。

【篠本】脳の記憶と、こうした連想記憶モデルというものの間には、まだまだかなりのギャップがあるような気はしますが、その点、連想記憶モデルは昔から営々とあるわけですね。

【岡田】結局、ＣＡ３に何らかの形で固定アトラクターみたいなのがあって、そこで不完全なパターンを修復する。その修復結果をＣＡ１に送りましょうということ。

【篠本】基本的には、連想記憶的なものは海馬CA3で動いているということは正しかろうということになった、と考えるのですか。

【甘利】もっと実験した方がいいのですが、ネズミをミルクのタンクに入れる。ミルクの中には隠れた踏み石があって、そこで休める。ネズミは試行錯誤で踏み石を発見し、周りの景色を見て「ここだ」と覚えるわけです。あとは、景色を手がかりに踏み石へ直行する。その周りの景色を少しずつ消していくのです。

手がかりを消していって、ほんの少ししか残さない。そうすると、CA3のレセプター、シナプスがちゃんと機能しているネズミは、減らしていっても行動が全然落ちない。手掛かりを全部なくしてしまうとだめですが。

ところがレセプターがおかしいネズミは、手がかりを減らすと、途端に行動が落ちる。手がかりが全部あるときは行動は全然落ちない。ですから、完結したパターンをCA1に渡して、その先をCA1が連想する、そういう経路はパーフェクト。手がかりが一部だとそれをちゃんと修復して補完しないと先に進めない。ところがCA3のおかしなネズミは、補完ができないから行動が落ちる。もちろんこれは状況証拠で、それで証明されたとは誰も言いませんが、非常に面白い。

ところが、今、読んでいる本、パームコンピュータという端末を作った会社の社長のジェフリー・ホーキンズの本ですが、これが面白い。彼がカリフォルニアに「レッドウッド脳研究所」というのを作った。実は、彼はパームコンピュータなんかじゃなくて、初めから脳の研究をしたかったらしい。インテルに入ったときに社長に手紙を書いて、「インテルの将来にとって脳の研究が必要だ。おれを主任にして研究チームを打ち立てろ」と言う。そうしたら、社長からすぐ返事が来て、「ホフのところに話しに行け」と。ホフというのはウイドロー・ホフですね。マイクロプロセッサーを作ったインテルの功績者で京都賞をもらいました。ホフが言うには「若造、まだ早い。そんなことを言って金儲けになると思うか。脳の研究は面白いがインテルがやるわけにはいかない」と。そこで次はMITのAIラボに話しを持ち込むが、ここでも断られる。そういう話がたくさん書いてあって、彼が言うには「脳は基本が連想記憶装置だ。連想記憶装置を階層的に並べたのが脳なのだ。その連想能力は要するにパターン系列、時系列を連想する。それを階層的に積み重ねたのが脳なのだ」と。一般読者向けのお話なのですが、非常に面白い。やはり連想記憶、パターンの補完と時系列を次から次へと再生していくというところは、脳の数理科学というか情報科学の一つの基礎になり得ると思うのです。ホーキンズは、10年以内にこれで脳型コンピュータを作ると豪語している。ただ、離散時間時系列にして、今あるようなやつでいいかというと、それは難しい。あれは理想化したモデルだから。でも、考え方はやはりそういうことであり得るのではないかと思うのですが、皆さん、いかがですか。

【篠本】最初に岡田さんから紹介していただいた通り、僕は初期には手がけているのですが、連想記憶の論文はあれ1本しか書いてない（というか、そもそも論文はあまり書いていない……）。ただ、連想記憶モデルを考える、あるいは脳というものを考えていく際に、トップダウン的なモデリングというのは、畢竟、思い込みからいくわけですよね。それ自体は面白いし、そういう切り口をみせれば、生理学者にとっては研究の刺激になって、モデルというのはそれだけで十分だとも言えるのです。しかし理論屋としては、岡田さんなんかも色々試みておられるのに、私がときどきイチャモンをつけているように、やはりどこで検証するのかという検証ポイントをみつけるのがなかなか難しい。

ですから、脳科学の中で連想記憶を位置付けると、やはりちょっと弱いかなという感じがします。結局、おもちゃとして、理論屋のゲームとしては面白いのですが、じゃあ、「これ、何の役に立つの？」、「バックプロップみたいに下手な実用にでも役に立ちますか？」というと、そういうものでもない。「記憶検索をやりましょう」といって、「ではパターン間の距離最小ということで測ればいいじゃないか」と言ってしまうと、もう、面白くも何ともない話になってしまうわけです。応用という意味ではちょっと淋しいし、一方で、じゃあ、これ脳ですか、と言うと遠すぎて、どう位置付ければいいのか僕としてはちょっと分からなくて、遠ざけていたのです。でも今日、甘利先生から評価されたというのはちょっと面白くて、考え直してみます（笑）。

【甘利】離散はうまくいくけど連続にするとまた色々問題が生じるでしょう。それも実際にはどのようにしているのかとか、だから、色々問題はあるわけ。だけどもう少し粗づかみにして、ああいうリカレントダイナミックスは面白いし、必要ですね。

【岡田】要するにプロトタイプとして、とりあえず神経系のアトラクターで情報が担われていると思ったとき、相互作用が均一な系は面白くないと言ったときにどうするかと言ったら、今のところ我々は2種類のモデルしか持ってないのですよね。要するに、後で出てくる神経場の自己組織へと絡んだメキシカンハットのダイナミックスというのと、連想記憶モデル、それしかない。それらを基にして考えて、より現実的なものにもっていくという戦略が必要なのでしょう。

【麻生】それしかないというのは、どうして分かったのですか。

【岡田】それは、もう歴史が証明してます。

【麻生】出てきたものはないという意味ですね。

【篠本】そういう範囲で調べる限り、これからはそれほど大して面白いものは出てこない？

【岡田】いや、それは違います。プロトタイプを探すという研究もある。それをベースにしてモデルを提案して、それらを実験で検証して、そこで本当に嘘だということが分かれば新しいプロトタイプを探せばいいです。僕の一番のフラストレーションは、ホップフィールドやアミットが論文を出して、篠本さんを含めて、その路線に乗った人はみんなやり逃げなのですよ（大笑）。

イントロダクションに「脳のモデルで素晴らしい」と書いてあって、落とし前がついてないのです。だめだという研究もないし、いいという研究もない。

【篠本】確かに僕は、それで気持ち悪くなって逃げたのです。

【岡田】僕は保守的なので、いいと信じてだめになるところを探す。だめにならなければ、それを信じる。物理学もそうですよね。逆に、トップダウンだから嫌だと言いますが例えば篠本さんがやっているように、スパイクを見ていったときに、色々スパイクの統計量が出てくる。じゃあ、その統計量は一体どのような神経メカニズムから出てくるの？　どういうダイナミックスが出てくるかと言ったときには絶対にモデルは必要なわけです。

【篠本】いや、それはこれから作ります。

【岡田】そうするときの、もしかしたらスタートポイントは連想記憶モデルであったりする可能性はある。

【篠本】僕はそうは思わないので……。

【岡田】それは個人の趣味ですよね。だから、10年、20年たって、篠本さんが正しいかもしれないし、もしかしたら僕が正しいかもしれない。だから、色々なやり方があるわけです。

【篠本】僕は甘利先生がそう反応したのがちょっと面白くて、何か妄想をかき立てる世界ではあるのですね。だから、その世界は残しておかなければいけない。もっと面白い妄想をかき立ててみようという意味では、、まだまだ面白さはあるのかもしれない。ただ、どこで結論がつくのか分からないという意味では、非常に気持ち悪い世界なので、僕は1回きりで「はい、サヨウナラ」と。また戻ってくるかもしれませんけどね。

【甘利】だから、パックプロップなんかよりはもっと面白いよ。非線形の変換機、そしてダイナミックスを見る。海馬だけでなく、海馬と大脳皮質の関連がまだ手つかずである。

【仁木】このあたりをちょっと補足すると、「海馬は連想機械」だと主張する一派がありますよね。しかし、信号レベルの挙動ではなく、人間の記憶が海馬レベルでどう実現されているかを考える場合には、もう少し機能的な面も考えた方がよい。例えばいままで関係付けられなかった事象の間に関係性（連合）をつける、そのような機能がヒトの知能を動物の知能から質的に異なったものにした。

【篠本】海馬、連想記憶と言うと、そのように妄想をかき立てる面白さがありますよね。

【仁木】妄想ですか？　うーん、理論家は信号レベルしか信じられないのか？　確かに、心理や認知の理論と数理理論は異質ですよね。

【麻生】連想記憶モデルの効用として、誤り訂正符号はどうなのですか。

【篠本】誤り訂正符号と連想記憶は同じですね。

【岡田】そうです。要するに、いわゆる確率的情報処理の、少なくとも日本でのはしりは樺島祥介さんなのですが、その元ネタは1989年にソーラスという人が「ネイチャー」に書いた論文です。そこでは基本的には連想記憶モデルの相互作用を通信路で送って、その代わり1個しかパターンは教えない。デコードはスピン系のダイナミクスを使って、その平衡状態をデコードの結果として使いましょうという。

私はホップフィールドモデルには二つの価値があると思っていて、一つは、先ほど言いましたが、えも言われぬ科学的なものをかき立てるものであるということと、もう一つは、明らかに確率的情報処理の親なわけです。そこからソーラスに分派して、ソーラスからスパース結合のソーラス、それがギャラガー符号や低密度パリティー検査符号へと発展した。あと、ＣＤＭＡという流れも無視できない。

少なくとも僕の育ちにとっては、ホップフィールドモデルはとても素晴らしい。

【篠本】僕にとってもふるさとですよ。

【岡田】ただ、一番落とし前をつけているのはアミットですね。自分がいるイタリアの大学にも生理学の研究室を作って、宮下保司先生がやられているような実験の続きをやらせているわけですから。

【甘利】非常に本気。

【岡田】物理学者というか、科学者としてちゃんとしている。篠本さんみたいに逃げたのではなくて、正々堂々と落とし前をつけている。

【篠本】いや、僕は別の落とし前をつけようとしているのですがね（笑）。

◆H定理、場のモデル、自己組織化、強化学習……etc

【甘利】ここいらで、ニューロブームの残した学術的課題の他の部分を調べてしまいましょう。

パーセプトロンみたいな層状フィードフォワード機械の話をして、いきなり連想記憶に飛んで連想記憶をやった。連想記憶はリカレントなダイナミックスですが、リカレントなダイナミックスを持つ神経回路理論と言うとそれはまだまだたくさんあるわけです。僕なんかが始めた一番最初のやつは、前にも言いましたが、ランダム結合の神経回路で何ができるのかという話だった。これはやさしいので、マルチステーブルになるという話と、それから、いわゆるオシレーションももちろん起こる。その当時、カオスという考え方はなかったから、カオスが出るということは全然言ってないのですが、当然、カオスは出る。それがどういう役割を果たしているのかというのは、もう少し構造を持たせないと、一般論からでは出てこないと思うのです。このあたりが、これからますます重要になると思う。

自分自身がやり残したことで心に残るのは、ランダム結合の神経回路で今の状態からワンステップ先に進む。その次に、その状態からまた時間がたつと、同じ回路を使って先に進む。回路を一つ固定すれば一種の平均化が働くから、ワンステップで何が出るかという、状態遷移の巨視的なダイナミックスが書けるわけですが、それを2段、3段と積み重ねていっていいかという問題は大変難しいわけです。相関が積もっていくのか、いかないのかという話がある。これはボルツマンのH定理と同じ構造なのです。H定理は物理ではもうあまり議論する人がいない。やっても意味ある答えがあまり出てこないから。でも、この問題はH定理なのです。ただ、ダイナミックスよりこっちの方がやさしい筈だし、こっちは解けていい。もっと物理の人がやるかと思ったら誰もやらない（笑）。

そういうことを最初に言ったのはロシアのロゾノーエフです。僕らもカッツの論文とか、カッツのノミとシラミのモデルとか、昔の統計力学の基礎をカッツは確率論の立場で論じている。非常に面白いのですが、そういうことは未解決のままになっている。

もう一つは、神経の場の話なのです。神経系のオシレーターの話は世の中の人はウィルソン―コーワンのオシレーターというのです、日本人もみんな含めて。誠にけしからん、僕の方が先にちゃんと言っているのですよ（笑）。今、みんながウィルソン―コーワンのオシレーターと言っているのは僕が1971年に発表したやつで、ウィルソン―コーワンのオリジナルとは違っているのです。だけど、2004年3月の数理神経科学の会議で座長のコーワンが僕を紹介するときに、「実は、甘利もこういうことをやっているのを、最近、発見した」と。ずっと前から論文を送っているのに（笑）。

もちろん神経場の方のモデルはウィルソンとコーワンが先です。ニューロンを場にしてダイナミックスを議論した。ウィルソンとコーワンがやって、しばらく遅れてアーメントロートが神経場でらせん型のパターンがダイナミックスで出るとか、その昔のウィーナーやファーリー・クラーが論じたものをしっかりと数学で跡付けている。場の方程式を比較的簡単にして解けるモデルにする。これは非線形の偏微積分方程式ですから一般的に解けるはずはないのですが、解けるように定式化をすることができる。それでやったのが1977年かな。2、3年前にドイツのギーゼという人を中心に、こういう場のダイナミックスを心理物理現象に使おうとして、彼は本も書いているのですが、そこで彼が「甘利のモデル」と大々的に宣伝してくれた。そうしたら、ピッツバーグ大学の数学教室にルービンというのがいて、彼が「それをもっとちゃんと数学としてやりたいが、どうしたらいいか」と言う。で僕は「じゃあ、2次元にしろ」と。僕は2次元の安定もやりかけたができなかった。そうしたら、彼、2次元にして、「なるほど、対称性を崩せばいいのだな」って、結構シミュレーションを色々やったりしている。今、場の理論は結構はやっているみたいだね。

場の理論はまだどれもまだチャチなんですよ。場のパターン形成で、反応拡散方程式も同じだけど、場をホモジニアスにしてどういうパターンが出現するかという話です。脳はそれだけではすまない。それを使ってどういう情報処理ができるのかという話になると、ホモジニアスで何かエマージする(emerge：出現する)というのはまず基礎で、そこからさらに何か出てこなければならない。それはまだ見えてない。こんな感じです。

一方、リカレント型のダイナミックスで、カオス、振動、引き込み、位相(フェーズ)など、まだまだ探索しなければいけないものはたくさんある。これをホップフィールドモデルと一緒くたにくるのは僕はけしからんと思うのですが、これは昔からありますよね。連想記憶も含めて、例えば既に

1930年代ぐらいからラシエフスキーがやっていたという話もあるのです。ですから、遡ればキリがない。

もう一つ、自己組織化学習を忘れてはいけない。例えば直接PDPではないのですが、コホーネンの自己組織モデルがある。コホーネンの自己組織モデルは、「あれは脳なのか」という議論もずいぶんいっぱいありますが、その元祖はやはりマルスブルグです。マルスブルグがやってから、それからウィルショーとマルスブルグが場の自己組織化理論を作って、それが基礎にあるわけです。教師信号なしで、直接に外界の情報だけで学習すると何が起こるかという大きなパラダイムがある。コホーネンは強くて頑固な男だから、SOMという一派を作ってしまって、自己組織化マップの元祖になって

性細胞の自己組織化を論じたのはマルスバーグ（Christoph von der Malsberg）である。自己組織化を利用して手書き文字認識を可能にしたのは福島邦彦のコグニトロン cognitron、ネオコグニトロン neocognitron である。自己組織化の問題は「ベクトル量子化 vector quantization」の手法のような、データのカテゴリゼーションへの応用にも関連している。

自己組織化マップ　Self organizing map（SOM）

教師無し学習 unsupervised learning のモデルの一例。入力データのみを受け取って入力情報空間の構造を自己組織的に学習する。一般には高次元のデータを1—3次元という低次元空間へ写像する。

典型的にはモデルニューロンを1—3次元の空間格子上に並べておき、受け取った高次元信号に応じて、どれか一つのニューロンが反応するものとする。各ニューロンは受け取る情報空間の次元の重みベクトルをもっており、入力情報との内積の大きさをはかり、一番大きな値をとったニューロンが反応する。一番大きい入力を得たニューロンが反応する、というルールは winner-take-all rule, WTA 則と呼ばれる。

学習は通常、以下の手順で行われる。上記 WTA 則によって勝者となったニューロンは、その入力情報に対して、内積をより大きくするように重みベクトルを修正する。その際に、勝者ニューロンに隣接した格子点におかれたニューロンも同じ情報に対して内積を大きくするようにベクトルの修正を行う。

入力情報を取り出すたびに上記の学習を繰り返すことにより、格子点上のニューロンの反応特性は変化していく。各ニューロンが勝者となった情報に対してより特化するように変化していくと同時に、互いに隣接したニューロンの特性は互いに類似した入力情報に反応するように調整が進む。このようにしてネットワークは反応の特化と反応の連続性を獲得し、高次元空間の情報をニューロンが並ぶ低次元の空間へと写像するようになる。学習時に提示しなかった信号についても、学習時に用いた情報に基づいた類推が獲得されるようになる。

自己組織化マップの研究はコホーネン（Teuvo Kohonen）、甘利俊一などによって発展させられた。第一次視覚野の方位選択

いる。しかしあれは非常に狭いので、もっと広く自己組織を考えるべき筋合いのものなのです。

マルスブルグが一番最初にやったのは、特徴抽出細胞が外界のパターンに応じて自動的に形成できるというのをシミュレーションで示した。その後に、その理論を展開していくのが幾つかあるのですが、その一つが僕の「抑制性シナプスに学習を入れるとうまくいく」というやつ。BCM理論（ビエンストック・クーパー・ムンロ）、あの理論は僕の理論の後から出たが、実はこれは等価なのです。内容は違います。彼らはこれはMADAレセプターだと言って、僕のは抑制性。要するにスレッショールドが可変であるというのが彼の理論ですが、スレッショールドを動かすということは抑制性の効果を動かしているだけだから、それは全く同じなのです。

最近、抑制性シナプスの役割が少しずつ明らかになってきて、可塑性に必要不可欠であることが分かってきているのですが、僕が言ったモデルのように単純でなくて、分子のメカニズムまでを入れて議論しています。この他に福島さんのコグニトロン、ネオコグニトロンがあり、コホーネンのSOMもそうですが、工学モデルとしてうまく働く。

【麻生】場の自己組織化は生理学的にも一番もっともらしいですからね。

【甘利】そうですね。それと、最近の話題は強化学習です。これはドーパミン細胞との関係から、急に活性化した。

そのぐらいがニューロブームの中で出てきた大きなトピックで、それぞれ出始めから、一応の基礎を築き、いずれも残ると思うのです。脳のモデルには直接には関係しないものもあるけれど。脳に関係させるのは、もっと砕いて、もっと脳の部位や機能、実験データと結びつけなければだめですが、そういう砕いてしまったやつが一般論としてはなかなか成立しないから、抽象論のままで、こういう理論体系はあってかしるべきと思うのです。それはそれなりに、滅びることはないと思うのです。しかし、これと並んで計算論的神経科学のもっと大きい大系が出来なくてはいけない。

4 ニューロコンピューティングの現在と課題

◆学習理論の系譜

【篠本】さてこのように、80年代中盤には、いわゆるコネクショニズムの爆発が起こっていずれにせよ賑やかだった。それが90年にかかる頃になると、ちょっと種が尽きたかなという感じがあって、その頃に、まさに神経回路学会が設立された。そこで、今後どう進むのかという話になったとき、一つの動きとして学習理論のテーマが立てられ、それが研究を良くリードした。それまでは具体的な学習アルゴリズムの提案が延々となされてきたわけですが、そうしたものを統一的に見て特定のアルゴリズムによらずに一般的・普遍的な結論が出ないかということですね。ここで、ある程度のことが言えたのが、面白かったですね。

普遍的な結論という意味では、研究は一瞬（数年）で終わるかと思われたのですが、その後、どうなるのかと思っていたら、学習理論自体はまだ結構発展している。大別するとやはり「教師無し学習」（ヒューリスティックなクラスタリング）と「教師有り学習」ということになりますか、ヒドンマルコフとか、ベイズとかいう、統計手法も発展してきた感じですね。このあたりは、現状ではどんな風なのでしょうか。

【麻生】学習理論の話が最初に出たのは、バウムとハウスラーの論文ですよね。

【甘利】一方でＶＣ次元という話があった。学習とは無関係にいわば統計の一様収束みたいな話の基礎として。けれども、それを学習に結びつけたのはバウムなのかな。

【麻生】ずっと以前からバプニックの理論やヴァリアントの理論があったわけですが、それをニューラルネットの世界に紹介したのはバウムの論文だと思います。

【篠本】バプニックの話はわれわれはピンとこないけれども、バウムというのは（人物はフウテンのお兄ちゃんみたいな人ですが）着眼が面白いですね。機械とかアルゴリズムとかっていうものによらない、普遍的な特性に関する研究。僕も甘利先生につつかれて、ついつい手を染めてしまいましたが、ああいう優等生がやるような仕事って、ちょっと長続きしないのではないかと思っていたのです。ところが、意外と長続きしている感じですね。なぜでしょう。

【甘利】うんと古くは、例えばトム・コーバーの話だって、そういう立場から見れば学習の基礎理論、つまりいわゆる汎化誤差とか、容量とかっていう話で、VCディメンジョンに関係する。最近だと、汎化誤差と訓練誤差はどの位違うかというたぐいの話から、統計力学のレプリカ法が学習の性能評価にも使えるとなる。これはちょっと脅威だったよね。

【岡田】セバスチャン・スンとか、ソンポリンスキーの議論ですね。でも、あの話自身は、胃ガンで亡くなったガードナーが、コーバーが出した結果と同じものをレプリカで出した論文がベースになっています。

【甘利】それは2nの話だよね。

【岡田】そうです。ただし、それまではホップフィールドモデルというのは、状態変数であるスピンに関して統計量を計算するために使われていたのですが、ガードナーがやったのは結合加重の空間の体積を計算するという話です。その体積がゼロになるときにパーセプトロンの容量が出てくるのです。セバスチャン・スンとソンポリンスキーはそれをうまく使って、その体積計算から汎化誤差を計算する。

だからテクニックはガードナーで終わっているのです。彼らは体積の小さくなるスピードが汎化誤差を評価するのに使えるのだということを言った、そういう流れですね。

【甘利】色々な流れがあって、バプニックがかけたのがSVM（サポートベクターマシーン）。VC次元はいいけれども役に立たない、単にパラメーターでいいではないかと言われて、ない知恵を絞って一生懸命やって、大ヒットとなるSVMにたどりついた。あれはべつにVC次元がなくてもいい。しかしそれが使えるようになったのはカーネル法だよね。

だから、昔やった、アイズルマンたちのポテンシャル法と同じで、ただ単に次元を上げればいいというのは、パーセプトロンもそうだったわけだ。だけどカーネル関数を使って、カーネルトリックで無限次元を抑え込むという話はなかったわけで、あそこは一つの大きな突破点になった。

もう一つは、ブースティングだとか、バギングたちの話で、ああいう奇妙奇天烈なものが出てきている。脳には全く関係なくなってしまったけれども、いわゆる機械学習の理論という大きな枠組みが出来たんじゃないかと思う。それには、統計も関係する、統計物理も関係する、コンピュータサイエンスが関係する、脳にもくっついている、そういう非常に面白い枠組みが出来たのは、ニューロブーム以降の話だよね。

【麻生】すごく一般的な枠組みなので、関数近似問題に限った話ではないですから、例えば強化学習とか、時系列の学習などへどんどん広げていくというような動きもあります。例えば、ケアンズというATTの人がいます。学習の計算複雑さについて博士論文を書いて、それがそのまま出版されて、計算論的な学習理論の始まりの一つになったのですが、少し前には、強化学習の計算理論などもやっていたようです。さらに、東工大の渡辺澄夫さんや統計数理研究所の福水健次さんがやられている特異モデルの話もあります。そういうふうに、もっと複雑なモデルやデータの構造に対して学習理論を作っていくという方向は、まだまだこれから発展すると思います。

【甘利】もう一つ、今、話が出た強化学習も、もちろんこの時代に盛んになった。バートとサットンが言い出したのは80年代の話ですが、本当に使われだしたのは90年代で、今や本当に花盛りだね。これは大脳基底核のドーパミン細胞が、報酬の予測エラーに関係するというシュルツの話しが一方であり、他方でロボットの学習に使われる。銅谷賢治さんが一生懸命引っ張っているし、石井信さんのところも面白い。ただ計算量の理論との結びつきはまだ非常に弱い。まだ強化学習の枠内で色々工夫をしていますという段階でしょう。

90年代に、そういう機械学習の理論が出てきて、強化学習も本格的に使われだした。それから、ICA（独立成分分析）というものが出てきた。ICAは、なぜこれまで出なかったのか不思議だよね。世の中に不思議な話というのは幾らでもあって、こういう枠組みは、もう30年、40年前に出てもいいではないか。情報幾何だって、双対接続という概念は1930年代に出ても、全くぴったり納まる理論なのですよね。エリ・カルタンが微分幾何を作ったとき、あと10年生きていたら、長岡さんや私を待たずにああいうものは全部作りましたよ。ICAだって、主成分分析（PCA）が出て、因子分析（FA）が出たのは、その何十年も前だよね。あの頃に出て全然おかしくなかったよね。

【篠本】後から言えば、そう思えます。

【甘利】そう後から言うと。あの時代は、やはり正規分布というのが盲点になっていて、2次までの統計量しか、みんな頭に考えられなかったのですよね。正規分布でやれば簡単に解けるからいいではないかという方向だけに頭がいっちゃうから。

【篠本】そうなんですよ。人間というものは、ああやって正規分布だと言い出すと、正規分布以外を考えるやつはバカに見えてくるのでしょうね。

【甘利】正規分布でやれば簡単に解けるからいいではないかという方向だけに頭がいっちゃうから。

【篠本】不思議ですね、あれ。だから、優等生ってだめなんですね。

【甘利】ICAの基本は成分に分解する信号の独立性だけど、今や、独立でなくたっていいとなる。だから、もっと一般に信号分解という立場から見て、スパース分析が出てくる。これはドノホなんかが一生懸命やっているやつで、画像の分析に使えるよね。それから、ポジティブ・マトリックス・ファクトリゼーションと言うのがある。こういう方向に話が進んでいて、信号処理の基礎理論という立場で、もっと大きくまとまるのだと思う。


信号処理という立場から見れば、ウェーブレットの導入というのは非常に大きな展開点だったと思う。信号が色々なベースで展開できるという話があって、それがこういうふうに流れてきているのだと思う。信号処理では、その前に、ウィドローの学習、アダプティブフィルター、あのへんの話と、もっと古く言えばウィナーの予測の理論とか、カルマンフィルターとかがあるわけですが。
学問というのは色々あって、全部に通じるなんてやりきれないね。

【篠本】だんだん難しくなってきたというか、PCA、ICAとか、われわれは時代を追って見てきたからある程度は分かるわけですがけれども、スーパーマーケットみたいなもので、「色々な手法があるのですよ、どれを使いますか」とに売り出してくるわけです。ツール開発をする側は「次はこんな商品を売り出しましょう」って出すけれども、購買層の一般ユーザーとしては、たくさんありすぎで何がいいのかよく分からない。とりあえず手頃なやつを見つけて適当に使って「データ処理しました、結論はこうなりました」とかいう報告をする。ユーザーにとっては何が面白いんだか分からなくなってきた。

つまり、ある問題に対して、どんな方法論を使えばいいですか、というのをある先生に聞くと「こっちがいいよ」と言うし、別の先生に聞くと「こっちの方がいい」と言うという状況になってきた。乱立といいますか、便利になって良くなったのか悪くなったのか。いずれにせよ難しくなったなと感じます。

【麻生】ここは整理する方がいいかもしれない。

◆計算論的神経科学、基礎理論

【甘利】本筋に戻して、いわゆる神経回路モデルとニューロコンピューティングはこれからどう行くべきか。おおざっぱに言うと三つの方向が考えられる。

一つは計算論的神経科学。これは本当の脳に密着して、脳の理論を作っていくという立場ですね。世界的に理論なくしてシステムとしての脳は解明できないという方向に進んでいる。また、これまで主として述べた古典的な理論でなくて、スパイクニューロン、化学物質、細胞内情報なども取り込むことになる。

もう一つは、ニューラルネットワークブームの続きで、脳型の技術開発をすると言うのですが、ニューロコンピューターというのは素人をだます言葉で、概念がはっきりしない。今のコンピュータにとって代わるニューロコンピュータなんて簡単にできるはずないですよ（笑）。素人には「ニューロコンピューターを作っています」と言えば、それですんでしまうけれども。

しかし、脳に発想を得た情報処理技術というのはあってよくて、例えば、強化学習だとか、機械学習なんかみんなそうだよね。データマイニーンがどこまで関係するかよく分かりませんが、ロボット技術と融合するという話と、人工知能と融合するという話、色々と出てきて、信号処理技術でもいい。そういう方向があると思うのです。

【篠本】信号処理技術もそこに入るのですか。

【甘利】まあ、脳にヒントを得た技術開発。さらにハードウェア実現として新しいチップを作るニューロモルフィックエンジニアリング。それに脳と人工機器との直接のインタフェースもある。

三番目はやはり基礎理論だと思うのです。それは本当の脳のモデルと一歩距離を置いてもいい。ある程度本質は掴んでも単純化しなければ理論なんてできないから、その代わりに例えば非常に自由度の大きい非線形の脳のダイナミックス、連想記憶でもいいし場の理論でもいいし、思考でもいいがその基礎となる理論ですね。

それから、非線形の層状のマシーンに何ができるかとか、学習や自己組織だっていい。そういったものの数理的な基礎理論は一つの方向だと思う。

こうした基礎理論を体系的に作っていこうという人は少ないのです。だから、あまりはやらないのでしょうか。そういうものの人材供給源は主として物理の中にあると思うのだが。

【岡田】先ほどのＳＶＭとか、ＩＣＡとかは、この三つの分類の中だとどう位置付けられるのですか。

【甘利】ＩＣＡは信号処理技術であって、いわゆる脳の情報処理の基礎理論というにはちょっと外れている。脳のイメージングとその信号処理、それからニューロインフォマティクスもあるね。だけど、パーセプトロンがいいのならＳＶＭだっていいよね。ＳＶＭってパーセプトロンの一種だものね。だから、機械学習の理論というのは、そういう意味では、新しいタイプの情報科学というふうにまとめていいと思うのです。

もちろん、世間はもっと進んでいてニューロプロセシスって呼ぶのですか、要するに神経細胞から情報を取ってきて義手を動かしたり、人工網膜からいきなり脳に情報を送り込んでやろうとか、そういうたぐいの話が結構ありますね。これをどう扱うのか、よく分かりません。

【篠本】あれは発想は面白いと思いました、ニューロサイエンスとして。それから、ニューロサイエンスの社会的な地位向上にはなりますね。つまり、ニューロサイエンスをやって、本当に義足や義手が動きます、将来はそういうことに使えるのですよという意味で。

【甘利】もう一つ、脳の理論と言った場合にはもっとミクロな、ゲノムから始まるバイオインフォーマティックスとか、細胞内の情報伝達とか、こういうものにもどう関わっていくのか。それはやはり理論がいるのです。

やることがたくさんで大変ですが、もう老いぼれは引退するだけだから、これから中堅になる君たち指導者と、その後ろに控えた本当の若手は大変だけれど、やることいっぱいある。前途洋々でうらやましいね。

索　引

著者一覧（＊は編者）

＊外山敬介（とやま　けいすけ）

京都府立医科大学・名誉教授（第1部）

川人光男（かわと　みつお）

ATR 脳情報研究所・所長（第1部）

櫻井芳雄（さくらい　よしお）

京都大学大学院文学研究科・教授（第1部）

金子武嗣（かねこ　たけし）

京都大学大学院医学研究科・教授（第1部）

＊篠本　滋（しのもと　しげる）

京都大学大学院理学研究科・准教授(第1部、幕間の解説、第2部)

＊甘利俊一（あまり　しゅんいち）

理化学研究所脳科学総合研究センター・センター長（第2部）

仁木和久（にき　かずひさ）

産業技術総合研究所脳神経情報研究部門・主任研究員（第2部）

岡田真人（おかだ　まさと）

東京大学大学院新領域創成科学研究科・教授（第2部）

麻生英樹（あそう　ひでき）

産業技術総合研究所情報技術研究部門・主任研究員（第2部）

日本神経回路学会（監修）

脳科学のテーブル　　学術選書 034

2008 年 3 月 31 日　初版第 1 刷発行

監　　修…………日本神経回路学会
編　　者…………外山　敬介
甘利　俊一
篠本　滋
発 行 人…………加藤　重樹
発 行 所…………京都大学学術出版会
京都市左京区吉田河原町 15-9
京大会館内（〒 606-8305）
電話（075）761-6182
FAX（075）761-6190
URL http://www.kyoto-up.or.jp

印刷・製本…………㈱太洋社

装　　幀…………鷺草デザイン事務所

ISBN 978-4-87698-834-1
定価はカバーに表示してあります

学術選書［既刊一覧］

＊サブシリーズ「心の宇宙」→ 心 「諸文明の起源」→ 諸
「宇宙と物質の神秘に迫る」→ 宇